Rainbow Food
de Superchulo

Rebeca Toribio

VERGARA

Papel certificado por el Forest Stewardship Council®

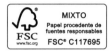

MIXTO
Papel procedente de
fuentes responsables
FSC® C117695
FSC
www.fsc.org

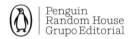

Penguin
Random House
Grupo Editorial

Primera edición: octubre de 2022

© 2022, Rebeca Toribio
© 2022, Penguin Random House Grupo Editorial, S. A. U.,
Travessera de Gràcia, 47-49. 08021 Barcelona
© 2022, Sara Buzón, por las fotografías de interior y cubierta
Diseño de interior: Comba Studio

Printed in Spain – Impreso en España

ISBN: 978-84-18620-98-0
Depósito legal: B-13.770-2022

Compuesto en M. I. Maquetación, S. L.
Impreso en Gráficas 94, S. L.
Sant Quirze del Vallès (Barcelona)

VE 2 0 9 8 0

Quiero empezar esto dando las gracias.

A mi equipo, y gran familia de Superchulo.

A mi pequeña familia de mujeres.

A Gaby por ser una compañera superchula.

*A mis clientes: os debo mi responsabilidad
y amor como emprendedora. ¡Gracias de corazón!*

Y a mi gran amor Cata, por todo.

Siempre que no sé por dónde empezar, empiezo. Y es así como comienzan esta historia y estas páginas.

Por suerte, este libro está escrito y vivido. Lo único que tengo que hacer es ponerme a escribir ni más ni menos que mi primer libro, ¡sin presión!

Y sí, este libro no es una comedia romántica, y el comienzo de mi proyecto no ha sido un camino de rosas.

Es, más bien, una historia de superación y emprendimiento contada a través de la cocina Rainbow Food de Superchulo, donde inspirarse para hacer saludables platos llenos de color y enamorarse de la comida *plant-based*.

O una historia sobre cómo conseguí montar mi restaurante sin saber yo nada de restaurantes. Lo hice del mismo modo que vivimos, sin manual de instrucciones y sin que nadie nos enseñe a pasar por la vida.

Y QUIERO EMPEZAR AGRADECIENDO
PORQUE ASÍ PUDE COMENZAR MI
HISTORIA DE SUPERACIÓN.

Yo era una niña de siete años de un pueblecito de Valencia cuando por primera vez le dije a mi madre: «Mamá, cuando tenga dieciséis años me iré a vivir a Madrid».

Acababa de apuntarme al conservatorio de danza del pueblo de al lado, y estaba decidida, quería ser bailarina.

Desde bien pequeña **entendí** #1 que, si quería ser la mejor bailarina, tenía que recibir la mejor formación. No podía conformarme con lo que se me prestaba de forma sencilla.

Así que, cabezota entre las cabezotas, cumplí dieciséis en agosto y en septiembre me planté en Madrid. ¡Bendita mi madre! Cómo poder agradecerle en vida la confianza que depositó en mí y, todo sea dicho, el esfuerzo económico que supuso mi decisión.

Porque no, mi madre no tenía dinero para pagarme una vida en Madrid, con todo lo que conlleva. Tuvo que vender nuestra casa para poder ayudarme mes a mes hasta que yo comenzara a trabajar.

Aquí, **forjé** #2 por primera vez un pensamiento que, sin saberlo, necesitaría durante toda mi vida como emprendedora: la situación actual que tengas puede ser una dificultad, pero no un impedimento para llevar a cabo aquello que te propones. O hablando en plata: que no tengas las herramientas para conseguir un propósito no determina que puedas (o no) llevarlo a cabo.

Llegué a Madrid y no pude entrar en la escuela en la que necesitaba entrar. Y sí, digo necesitar, porque desde siempre **pensé** #3 que todo lo que quisiera lo necesitaba y lo tenía que convertir en urgencia.

¡La maldita-bendita urgencia! Esa energía procedente de la supervivencia que te hace actuar y llevar a la acción, pero que te desespera y agota.

Y es que mi vida está marcada por la urgencia, porque bien tempranо tuve que sacarme las castañas del fuego: trabajar sin haber

La situación actual que tengas puede ser una dificultad, pero no un impedimento para llevar a cabo aquello que te propones.

cumplido la mayoría de edad para poder mantenerme, pagar facturas y gestionar mi independencia sin tener ni idea, y cocinar la cena y la comida para el día siguiente sin haber cogido nunca una sartén.

¡Ay, las primeras veces! Marcadas por la urgencia, la necesidad y las hormonas adolescentes de cualquier chiquilla de diecisiete años. Ya entonces **comprendí** #4 que mi vida siempre estaría marcada por esa primera vez, por la falta de experiencia y, por tanto, de formación.

Pero empecemos a hablar de cocina. Y sí, en mi adolescencia yo tampoco pasaba de la pasta con salchichas, el arroz con atún de lata, los huevos con tomate frito y la leche con Cola Cao.

Trabajaba y estudiaba de nueve de la mañana a diez de la noche, a lo que posteriormente sumé trabajar los fines de semana desde las once de la noche hasta las cuatro de la mañana —a veces incluso hasta las seis de la madrugada. De modo que ¿qué intención podía tener el hecho de comer más que saciar mi ansiedad y mi falta de descanso?

Además, sin ser dramática y entrar en detalles... había meses en que me quedaban cinco euros para hacer la compra:

LISTA DE LA COMPRA	
1 kg de arroz	1 €
1 kg de macarrones	1 €
3 bricks de tomate	1 €
Paquete de salchichas	1 €
3 latas de atún	1 €

Para mí, esto era comer.

A veces trato de recordar cómo empezó todo a venirse abajo, si yo era una niña feliz... con esta lista de la compra, con muy pocas horas de sueño, pero con infinitas ganas de comerse el mundo.

¿Cómo pude de repente estar envuelta en un problema que no me permitía mirarme en el espejo, que me hacía vomitar después de comer y tener atracones diarios de comida basura?

Tenía dieciocho años. Para entonces, el sistema ya se había ocupado de enseñarme que mi cuerpo no era lo bastante flexible para ser bailarina ni mi mente lo bastante fuerte para conseguir mis sueños, y que yo no era lo suficiente para que alguien me quisiera.

Lo dejé todo. Me fui de la escuela de baile y del instituto. Por suerte, Madrid nunca me soltó de la mano a mí. Y decidí quedarme aquí, porque, aunque no sabía lo que quería, sí sabía lo que no quería: volver a mi pueblo y a mi casa.

Empecé a trabajar más. Más horas y en más sitios, probé todos los oficios sin titulación habidos y por haber.

«Se busca cuidadora para ancianos y niños». «Busco azafata para congreso». «Buscamos profesora de baile lati…». Un momento, Rebeca. ¡Tú nunca has aprendido a hacer baile latino!

Ahí estaba yo, en todos los trabajos que aparecían. Recuerdo largas horas estudiando en Google cómo organizar una clase de baile, atender en un congreso o cómo jugar y entretener a niños de cinco años.

No tardé en darme cuenta de que, si no tenía experiencia, debía multiplicar mi actitud. Y así fue…

Me querían en todos mis trabajos, porque en todos lograba siempre dar más de lo que pedían, por miedo, de nuevo, a no ser suficiente.

Fue pasando el tiempo, y nadie de mi entorno se percató nunca de que yo no era una chica de diecinueve años trabajando dieciséis horas diarias. Yo era una chica de diecinueve años que trabajaba dieciséis horas al día mientras sufría una grave enfermedad: la bulimia.

Yo tampoco me daba cuenta. Bueno, ya no cocinaba arroz con atún o pasta con salchichas. Mi nevera estaba vacía. Me limitaba a comer una barra de pan y un paquete de galletas y beber un litro de agua para poder vomitar, todos los días.

Ya no tenía el periodo, pero eso tampoco lo sabía nadie. Yo parecía tener una energía incansable. Trabajaba, salía de fiesta, ligaba, reía y hacía todo lo que una chica de esa edad suele hacer.

Un día en mi casa, en medio de un atracón, se me cayó una muela. Una muela podrida fruto del ácido corrosivo de los vómitos continuados. Y fue la primera vez que me sentí más cerca de la muerte que de la vida. Porque si mis muelas estaban así, ¿cómo estaría el resto de mis órganos?

Y en ese mismo instante, que ahora cuento en apenas cuatro líneas, fue cuando di mi primer paso hacia el gran camino de reflexión y búsqueda que me quedaba por recorrer y en el que todavía sigo.

El camino de la consciencia, mi gran revolución.

A TODAS LAS VECES QUE HE TOCADO FONDO EN MI VIDA. GRACIAS TAMBIÉN.

Siempre llega ese momento, día, hora tal vez, donde todo cambia. Ese famoso «clic», el «cambio de chip», el «ver la luz» al que no sabemos darle explicación.

¿Es una consecuencia de un trabajo psicológico y personal? ¿El karma? ¿O tal vez el destino? Todavía no lo he descubierto, pero lo he vivido.

En las primeras páginas contaba cómo mi vida llegó a tocar fondo y cómo tuve que decidir vivir. Bien, pues es justo esa gran decisión la que lo cambió todo.

Por ello, hablemos ahora de intención y propósito.

Porque ¿cómo pasé de batallar entre vivir y morir a emprender mis propios proyectos, hacer mis sueños realidad y materializar el restaurante?

A lo largo de este tiempo como emprendedora, he realizado decenas de entrevistas y cientos de personas me han preguntado cómo lo he conseguido.

Todo el mundo espera de mí una respuesta tangible. Un inversor millonario, un modelo de negocio vendible, una familia rica…

«¡Tiene que haber una explicación para que a "esta"

(y específico los prejuicios con los que he tenido que lidiar durante años)

niña pija

hija de papá

niñata infantil

que vive en las nubes, ¡aterriza!

novia de

le vaya bien su negocio».

Nadie quiere escuchar que el trabajo personal y el camino de la consciencia se hallan detrás del éxito visible. Quieren un porqué tangible al que atribuirle el reconocimiento.

Y no, tampoco es talento.

No me considero una persona talentosa. Siempre he batallado con el sentimiento de que a mi alrededor había personas mucho mejores que yo y que, por tanto, yo no era lo suficiente.

Recuerdo cuando bailaba. Era la típica persona que siempre llamaba la atención (para bien o para mal), gustaba, atraía.

Nadie quiere escuchar que el trabajo personal y el camino de la consciencia se hallan detrás del éxito visible.

Sin embargo, nunca me elegían para colocarme en la primera fila, casi siempre estaba «a punto de aprobar» y casi nunca pasaba del «eras la siguiente, lo has hecho genial».

Nunca fui suficiente, y eso me hizo emprender una búsqueda incansable por encontrar el lugar donde sí lo fuera. Mi lugar.

Y esta parte de mi vida puede sonar a película romántica, pero prometo que encontré en el amor mi lugar en el mundo.

Cata era un chico rumano, tenía diez años más que yo y me contaba historias de desamor al otro lado de la barra del bar donde trabajaba de lunes a jueves. Llegó a Madrid con dieciocho años y, como yo, aprendió a buscarse la vida desde temprano.

Nuestra historia parece que siempre estuvo escrita. Quien nos conoce sabe que somos un engranaje imperfecto y que solo nosotros entendemos nuestras locuras, pero que funcionamos mejor estando juntos. Una de esas cosas que, simplemente, es inevitable.

Rápidamente empezamos a construir una vida juntos, basada en el crecimiento personal, la sanación de patrones, el camino hacia la consciencia y la conexión con nuestra intención y propósito de vida. Esto ya no es tan de comedia romántica, ¿verdad?

Lo nuestro fue muy rápido e intenso, tan rápido como que a los seis días ya vivíamos juntos. He de confesar que él, dos semanas antes de empezar a salir, se había mudado al lado de mi piso para estar más cerca de mí.

También fue muy real, ya que desde el principio le hablé de mi enfermedad.

Sabía que tenía bulimia, pero no entendía qué narices era, así que los meses posteriores al flechazo fueron una etapa muy difícil y frustrante.

Y dirás: ¿Qué tiene que ver todo esto con tu proyecto? Pues cuento todo esto porque así es como Superchulo empezó a existir en mi cabeza. Y *spoiler*: por alguna razón que desconozco siempre se llamó así. A pesar de lo que la gente puede creer, no vino un millonario a ofrecerme abrir un restaurante, no es un negocio familiar, no parte de un *business plan*, ni tan siquiera me había planteado dedicarme a esto.

Superchulo nace de la necesidad de salir de una enfermedad que no me estaba dejando vivir, literalmente. Y la eterna búsqueda por conocerme, sanarme y vivir siendo honesta a mi verdad.

Hasta ahora he dicho todo lo que no soy. Creo que no soy talentosa, no soy una chica con dinero ni mucho menos una niña de papá. Pero ¿sabes lo que sí soy? Insistente, pesada, arriesgada, reflexiva e incansable. ¡Menudo currículum!

Fuera bromas. Llevar a la acción cambios y poner mis herramientas a trabajar siempre me ha hecho salir de la mierda, y ya lo he necesitado varias veces en mi vida.

Pero hablando de hábitos alimenticios… Necesitaba salir de ese círculo vicioso. Pensaba que ya me había «curado» porque estuve cuatro meses cegada por el amor, comiendo sin vomitar y disfrutando de todo tipo de bollería industrial, dulces y comida basura. Me sentía superfeliz.

Hasta que… ¡vaya! Empezamos a salir de ese amor romántico para descubrir el verdadero trabajo que hay en una relación de pareja.

Así que volvió la tragedia, y ahora, además, ya no estaba sola. No podía ocultar mi tristeza y desorden de puertas para dentro. La situación se volvió insostenible.

Hoy día, hay mucha más información y más apoyo a las enfermedades emocionales, hemos desarrollado la capacidad de empatizar y conectar con el dolor ajeno, pero en aquel entonces no era tan común, y menos para un chico que nunca había escuchado hablar de ello. Cata no entendía la bulimia, no comprendía mis crisis. Mi lugar en el mundo parecía de nuevo ser hostil. El sentimiento de no pertenencia regresó, y con ello una recaída tras otra.

Con la única y gran diferencia de que ahora no quería huir, no quería irme de allí. Mi alma decidió por mí: ese sería mi lugar.

Muchas veces nos alejamos de aquello que no funciona, de lo que sentimos que no encaja en nuestra vida y de todo lo que pensamos que nos hace daño.

> Muchas veces nos alejamos de aquello que no funciona, de lo que sentimos que no encaja en nuestra vida y de todo lo que pensamos que nos hace daño.

Pero decidí, por primera vez en mi vida, entender mi dolor. Abrazarlo y no soltarlo nunca más. Resolví poner soluciones para no huir. Construir sobre la herida y aprender a sanar para evolucionar y, por encima de todo, para intentar ser feliz de una vez por todas.

No fue fácil. Leí muchísimo, me informé. Y sobre todo probé mil cosas. Recuerdo algunos momentos de mi vida que ahora guardo como anécdotas:

- Quise hacer ayunos y dietas macrobióticas.
- Entrené para competir en bikini *fitness*.
- También hice terapias de sanación con los ciclos lunares.
- Me planté en el suelo, literalmente, como si fuera un árbol, en una celebración india.
- Hacía dieta deportiva de proteínas (la típica de arroz y pollo hervido).
- Realizaba retiros y talleres.
- Y empecé a practicar ho´oponopono.

Unas cosas me ayudaron y sirvieron más que otras. Recuerdo elementos muy buenos de esas terapias espirituales donde aprendí más que nada a ver el mundo desde una perspectiva menos frustrante. Aprendí a pedirme perdón.

¿Y la conclusión que yo saco de todo esto? Un valiente empeño por salir de ahí.

No me importaba nada más que tomar decisiones diferentes en mi vida para obtener resultados diferentes. La única premisa que tenía para probar una práctica era esa, que fuera algo completamente distinto a lo que yo solía hacer o decidir en mi vida.

Todo tiene su lado positivo. Y aunque es cierto que las dietas y restricciones solo crearon más frustraciones y con ellas vinieron más recaídas… también consiguieron que hiciera algo que jamás antes había hecho: cocinar con intención. Vale, aunque la intención fuera reducir al mínimo las calorías, ¡era un propósito! Y yo nunca había pensado que cocinar y comer pudieran tener un propósito mayor más que tapar mi ansiedad y vulnerar mi depresión.

Poco a poco, cansada del arroz hervido y la pechuga de pollo, fui probando a triturar la pechuga y mezclarla con verduras para hacer una hamburguesa, empecé a hornear pan de claras de huevo, incluso pizzas de masa de atún. Todavía recuerdo la emoción de comer huevo frito sin aceite o elaborar bizcochos al más puro estilo fit con queso batido 0 %.

Comencé a cocinar y a probar platos nuevos. Me hacía sentir bien pasar tiempo en el supermercado eligiendo productos, cocinar durante horas y compartir mis recetas. Por eso, el 3 de febrero de 2015 fue el día en que subí mi primera publicación a una cuenta de Instagram, que llamé «Diario saludable», con el propósito de publicar cada día mis comidas para obligarme a cocinar todos los días y mantenerme en la delgada línea de la estabilidad.

En ese post escribí:

> La verdad es que me cuesta un poco, porque llego a la cocina con ganas de comer lo primero que vea, pero cada vez se va convirtiendo en rutina y, poco a poco, en mayor necesidad. Y esto es lo que quiero conseguir con cada rutina que me marco: hacer fácil, cómodo y sencillo el hábito de costumbres saludables. Para facilitármelo, tengo los alimentos a la vista y los cocino rápido y sin pensar.

Le seguía una foto con un zumo verde y el filtro *Valencia*, que hacía que todas las fotos parecieran dignas de una *fashion blogger*. Os podréis imaginar el resto de posts: platos de proteínas y verduras, postres de claras de huevo con edulcorante, fotos de sentadillas, zumos detox y platos sin carbohidratos.

Como ves, mi concepto de comida saludable estaba muy ligado a lo físico, y, aunque de forma obsesiva, estaba consiguiendo mi objetivo de no vomitar. Seguía siendo preocupante, porque pasé de una obsesión a otra. El deporte y la comida sin calorías eran mi nueva forma de vivir.

Si una vocecita de mi yo presente pudiera hablarle a esa niña de veinte años, le diría: «Tranquila, pequeña, que es solo el principio, sigue así que vas por buen camino».

Y así fue, no tardé mucho en llevarlo a otro nivel. Porque estaba mejor, pero yo no estaba bien. Sentía que me autolimitaba, y en uno de esos posts llegué a escribir: «Hace diez semanas que abandoné la cuenta porque tuve que aprender y corregir hábitos, todo está cambiando de manera brusca y ha irrumpido algún que otro altibajo alimenticio».

Ahora puedo leer entre líneas y traducirme a mí misma que llevar una dieta limitante, contar calorías y hacer deporte de forma obsesiva no podía sanar ninguna herida emocional para salir del pozo. Pero, ¡ojo!, había subido un escalón, porque ahora sabía cocinar y elegir ingredientes, tenía más herramientas que nunca para cambiar mis hábitos y redireccionar mis rutinas. Y ahora, ¿por dónde comienzo?

Pues como he empezado este libro, empezando.

Y, efectivamente, esta etapa fue solo el comienzo. El motivo por el cual comencé a cocinar y a prestar atención a un mundo de alimentos y sabores con el que construiría mi vida.

Sin duda, hay algo que marca un antes y un después, y como casi todas las cosas importantes que suceden a lo largo de nuestra vida... me cuesta recordar el «cuándo, cómo y dónde» concreto. Cierto. Solo sé que sucedió, y de un día para otro ya no quería comer más carne ni pescado. No había visto ningún documental, ni leído un libro, tampoco me había formado para ello (aún). Simplemente de pronto dejé de ver a los animales como comida.

Sin embargo, aunque parezca muy fácil y rápido de contar, fue una transición de aproximadamente un año, varias recaídas en la bulimia, algunas hinchazones y bastantes platos de jamón (ahora cuento a qué viene esto).

Admiro a esas personas que toman una decisión y saben llevar muy bien una rutina para llevarla cabo. No soy así, aunque me encantaría. Las llamo «personas sólidas», y les tengo bastante envidia sana, con sus horarios, rutinas, decisiones consolidadas... Definitivamente, yo no soy así. Más bien soy una especie de tornado de altibajos, en constante aprendizaje para que mis emociones no me derrumben o me lleven al éxtasis a lo largo del día. Y esto no ayuda mucho a la hora de mantener una rutina alimentaria o de cualquier otro tipo, para qué engañarnos.

Como decía, no fue tan rápido como parece, o, bueno, ¡sin más! No todo el mundo necesita los mismos tiempos para poner en marcha un cambio. ¿Qué es rápido o lento? Cada persona va a un ritmo.

Durante estos años cientos de personas me han contado sus situaciones personales respecto a la alimentación, y, créeme, casi todas van unidas a un juicio propio:

- «Me encantaría ser vegetariana, pero me encanta la carne».
- «Lo he intentado, pero no aguanto».
- «Fui vegana un tiempo, pero lo dejé porque no sabía hacerlo bien».
- «Me siento mal porque no consigo dejar el pescado».
- «No soy capaz de hacerlo».

Y me pregunto: ¿Acaso hay una forma de hacerlo «bien»? Desde mi punto de vista y de mi forma de comer y emprender: rotundamente no.

Es más, me he librado de hacerlo bien o mal por el mero hecho de no sentir que pertenezco a ningún grupo cerrado de personas, etiqueta o forma de alimentación. A lo que otras personas llaman comida vegetariana, casera y saludable, yo lo llamo «Rainbow Food». Y entonces juego a comer sin juicios ni etiquetas.

Entonces, ¿qué es eso de la Rainbow Food?

Por alguna razón, mis platos de comida tenían un denominador común: los colores. Mis platos empezaron a estar llenos de color antes de que fueran vegetarianos, pero, sin duda, cuando empecé a eliminar la carne fue cuando el color se convirtió en el gran protagonista de mi alimentación.

Como he comentado antes, yo seguía en un proceso de recuperación, había empezado terapia, a suplementarme con homeopatía, vitaminas y hierro; hacía deporte moderado y trataba de tener el estrés a raya para no llegar a sufrir ataques de ansiedad fuertes. Había pasado de ataques de pánico cada semana a que fueran mensuales. Eso me permitía estar más tranquila, mirar las cosas con otra perspectiva y tomar mejores decisiones.

En mi afán de no comer carne, empecé a probar otro tipo de proteínas como el tofu o el seitán. En aquel entonces no había mucho más, ¡y ni os cuento hace diez años!

Como mi familia era vegetariana mucho antes de que yo diera ese paso esta parte la tuve relativamente fácil. Mi madre, Alicia, y mi hermana Patri llevaban años siguiendo este estilo de vida por los animales. Mi madre siempre nos había dado aloe vera, semillas y cosas así, por lo que en cierto modo veía este mundo con cierta familiaridad y cero extraño. Que fuera normal en mi familia fue muy reconfortante.

Muchas personas me preguntan si el cambio me costó, y he de decir que no. Es a lo que me he referido antes. Para mí fue un proceso natural porque no me imponía llegar a ningún objetivo y tampoco creía que hubiera una forma buena o mala de hacerlo.

Si no hay una meta a la que llegar, siempre estás en el lugar perfecto.

Suelo decir que, si no hay una meta a la que llegar, siempre estás en el lugar perfecto. Y así me sentía con respecto a este tema. No me criticaba cuando todavía comía fiambre de pavo, tampoco cuando me venía la regla y me comía un montón de platos de jamón (y esto lo necesité durante bastante tiempo) y tampoco me culpo ahora por comer huevos ecológicos. Sencillamente hacía y hago lo que mi cuerpo me pide, no lo que creo que tengo que hacer para hacerlo bien.

Mi aprendizaje no está en conocer cuál es la mejor forma de llevar una dieta vegetariana o cómo ser la vegana perfecta. Mi trabajo está en conocerme a mí misma y trabajar mi amor propio, para que mi cuerpo me pida los alimentos adecuados para su salud y cuidado. Es decir, no prohibirme comer alimentos ultraprocesados, azúcares o comida rápida… sino educar, escuchar y conocer mi cuerpo para que no le apetezca comer eso de manera habitual. Para que no intente saciarse con el objetivo de tapar heridas emocionales o no trate de calmar la mente a través de un atracón de comida.

Ese es el auténtico ejercicio. Y ese es el camino que me costó tiempo recorrer, y en el que sigo todavía. Aquí no hay objetivos ni metas. Tan solo procesos, autosanación, consciencia y compasión por nosotras mismas.

Como todo, lo que cuesta tiempo y está lleno de intención también tiene algo de magia y… apareció por sorpresa el gran regalo de mi vida: las ganas de compartir todo lo que yo estaba aprendiendo para intentar ayudar a tantas personas como pudiera con mi modo de comer y entender la comida.

Y es que cuando digo que Superchulo me salvó la vida, digo que literalmente me salvó la vida. Porque, aunque todavía no tenía nombre, ubicación ni forma, esas ganas de compartir borraron la delgada línea entre no querer vivir más y vivir estando más fuerte que nunca para poder compartir todo esto. Encontré mi propósito, mi objetivo en la vida.

Tenía que ser fuerte para asumir la responsabilidad de llevarlo a cabo. Y no estaba muy fuerte que digamos. Había recaídas, seguía sin regla y tenía unas hinchazones terribles por el cambio de alimentación. Porque sí, cuando cambias de alimentación, aunque sea a una mucho más saludable, empiezas a tener malestares. Y mi cuerpo no tardó en reaccionar. Recuerdo que me pasé dos meses con la tripa hinchada cada día. Sentía que mi cuerpo me decía con voz de profesor malhumorado: «Rebeca, ¿dónde están mi bocadillo de panceta, mi chuletón grasiento o mi hamburguesa?».

Nadie me había dicho que cambiar carne por soja, pan por semillas integrales y azúcar por frutas conllevaba consecuencias, y, claro, me sentí algo frustrada. No le di mayor importancia y continué por mi camino, y poco a poco esa inflamación se convirtió en alivio, sensación de ligereza, bienestar y equilibrio.

Ahora tenía un objetivo: curarme, sanar mi cuerpo y estar fuerte para poder ayudar a otras personas. Pero, a su vez, fui entendiendo y dando sentido a este cambio.

Me encontraba a gusto por no comer animalitos, también sentía que así ayudaba al medio ambiente y contribuía a un mundo mejor. Estaba donde tenía que estar, haciendo lo que tenía que hacer. Me parecía estar viviendo por primera vez la vida que me tocaba vivir, y no la que mis patrones y miedos me habían conducido a vivir.

Y entonces llegué a un punto crucial en mi recuperación: mi vida era importante. Pero no en plan egocéntrica, idólatra que se cree mejor que nadie, sino que era importante vivir y estar sana para poder ejercer mi voto. Y dirás: ¿Qué tiene que ver votar con todo esto?

Pues que me fui dando cuenta y construyendo la idea de que lo que estaba haciendo era un voto. Posicionarme y comunicar mi punto de vista, consumir de una forma u otra o educarme acorde a mis valores es una manera de votar.

Así que empecé a votar por el mundo en el que quería vivir, y eso me hizo sentir importante, y ahí fui consciente de que debía estar viva y fuerte para seguir «votando por un mundo mejor» y ayudar a todas las personas que me encontrara por mi camino, emanando consciencia y compartiendo mi forma de alimentación positiva que Cuenta Colores, no Calorías.

No miento si digo que no he vuelto a vomitar nunca más y que no he tenido la intención o necesidad de hacerlo más desde ese momento. Lo decía en voz baja y tocando madera, pero por fin podía decir que estaba bien.

Un día cualquiera, al cabo de unos meses, fui a ver a mi homeópata. Iba toda contenta, porque llevaba muy bien un largo tiempo, sin recaídas, estaba feliz, enfocada en mi alimentación, trabajo y bienestar. No tenía tanta ansiedad como acostumbraba y no había vuelto a tener atracones. Para mí era todo un logro después de años.

Mi homeópata era un hombrecillo mayor, un abuelito entrañable.

Tenía la oficina en un piso pequeño cerca de donde luego abriría mi restaurante, ¡qué cosas tiene la vida!, si yo jamás antes había estado en esa zona de Madrid. Tenía las habitaciones llenas de papeles y cajas, es decir, llenas de recuerdos y aprendizajes de toda una vida. Era un sitio muy particular del que guardo un recuerdo entrañable.

Llegué y, entre montañas de papeles, una enorme sonrisa y una retahíla de recetas pseudomédicas, le dije muy convencida:

—Antonio, ya no tengo bulimia.

Él me miró con sus ojitos de viejo sabio, sonrió y me dijo:

—Rebeca, tienes bulimia y nunca se te va a ir. No se trata de no tenerla, de que se vaya o la rehúses. Se trata de que con tus acciones, pensamientos y decisiones no la alimentes para que no necesite manifestarse.

¡Pues vaya!

En un principio sentí algo de decepción o miedo, pero poco a poco ese miedo se convirtió en fuerza, porque me di cuenta de que, si la bulimia dependía de mis acciones, entonces yo tenía el poder de controlar mis pensamientos para seguir saludable. Era yo la que controlaba la situación, y no la ansiedad la que me controlaba a mí.

Y abro un paréntesis aquí porque no quiero ser yo la que cree expectativas. Obviamente, esto es un proceso. Es cierto que adquirí algunas herramientas para controlar la bulimia, pero a día de hoy sigo en terapia para aprender a controlar la ansiedad.

Con el paso del tiempo y el crecimiento personal, se manifiesta de forma menos agresiva o quizás tenga más herramientas para buscar soluciones que no acarreen consecuencias complicadas como las autolesiones, el vómito o la impulsividad. Pero estoy en ello, lo cuento desde el camino, no desde la meta cumplida. ¡Aquí todo el mundo es un aprendiz! Cero presiones.

Y en estas próximas líneas voy a compartir cómo pasé de querer sanarme a través de la alimentación a crear el concepto Rainbow Food y abrir mi propio restaurante Superchulo.

Una pregunta que me hacen con frecuencia es si yo había tenido relación con el mundo de la hostelería antes de montar mi restaurante.

Ahora que ya conoces un poco de mi vida sabrás que no: no tenía ni idea de cómo era ese mundo y de cómo funcionaba. Tampoco tuve nunca claro que quisiera abrir un restaurante; confieso, de hecho, que nunca lo había pensado. Lo único que tenía claro era que quería compartir mi forma de comer, aunque no tenía ni idea de cómo hacerlo.

En ese tiempo empezaban a ponerse de moda las redes sociales, e Instagram comenzaba a ser un reclamo. Yo, que cocinaba como una loca para aprender más y mejor sobre este estilo de alimentación que tanto me estaba ayudando, empecé a postear mis comidas, bueno, mis coloridos y supernutritivos platos de comida.

También a viajar a ciudades donde era más frecuente comer en restaurantes vegetarianos, donde la comida vegetariana era casual e incluso chic. ¡Eso fue la bomba!

No me preguntes por qué, porque como ya he dicho en otras ocasiones no me suelo acordar de cómo me pasan los sucesos importantes... Pero en uno de estos viajes, enfrente de un lago precioso lleno de cabañitas de madera con pequeñas cocinas y puestos de comida, sin venir a cuento le dije a mi novio: «Si alguna vez tenemos un restaurante, se llamará Superchulo».

¿Acaso estaba delirando? ¿A qué narices venía eso de tener un restaurante? ¿Y a santo de qué se llamaría así?

Por no recordar, no recuerdo ni la respuesta de Cata. Lo que sé es que estaba tan fuera de lugar que no le prestó ninguna atención a mi comentario.

Lo que no intuíamos en ese momento es que, a partir de entonces, nuestra vida estaría llena de importantes decisiones fuera de lugar.

Quien me conoce sabe que no soy una persona muy sociable, tengo un grupo muy reducido de amigos y una familia muy pequeñita. Suelo hacer pocos planes y tengo una escasa vida social. Ya ves, no todas las personas que se salen en Instagram y tienen negocios son la pera limonera y tienen mil amigos.

No habituamos a tener muchos eventos, y menos dentro de casa...

Pero aquel día teníamos una comida familiar, no con mi familia, sino con la de Cata, y me tocaba cocinar a mí.

Creo que para mí eso no era tan mala noticia como para mis invitados, que sabían que, de rebote, les tocaba comer verduras, platos vegetarianos y alimentos *superhealthy*.

Yo solía estar muy ocupada, trabajaba mucho y tenía poco tiempo libre. Recuerdo que hice la compra dos horas antes de que la gente se presentara en casa.

En una hora, cociné, emplaté y presenté diez platos diferentes:

- Fideos de calabacín salteados sobre parmentier de patata
- Tartar de quinoa y verduras escaldadas

- Tarro de escalivada y croutons al horno
- Fingers de «pollo» al horno con salsa verde
- Fajitas sin tortita, sobre una red de queso tostado
- Ensalada de pesto dentro de minihogazas de pan
- Pescado blanco sobre chips de verduras caseras (todavía comía algo de pescado)
- Tarta de zanahoria sin horno (¡la que viene en el libro!)
- Minicucuruchos de frutas y chocolate negro
- Tartaletas de manzana crujiente y compota de manzana

En esa hora también saqué tiempo para postear mis platos (obviamente) y escribí:

> Juego a cocinar, y ahí reside la verdad de mis platos. Es la primera vez que se me ha planteado la oportunidad de cocinar tantas comiditas a la vez y para personas que quiero tanto. He de decir que ha sido una experiencia maravillosa poder ver en el plato lo que descubro y encuentro dentro de mi ser. Y poder alimentarme con ello tanto física como emocionalmente. Cocciones y sabores maravillosamente imperfectos en un concepto y peso emocional conseguidos. Agradecer a mi universo por compartir conmigo y a las personas que me han acompañado por prestarme el espacio y tiempo.

Aquel 7 de febrero de 2016 marcó un antes y un después. No solo todo el mundo quedó sorprendido y encantado con la comida, más allá de las verduritas sin sabor que creían que iban a comer. Cata y yo también nos sorprendimos de lo que había conseguido. Tanto que me dijo: «Amor, tenemos que montar un restaurante con todos estos platos».

Y así, sin más, este sueño empezó a hacerse realidad.

Y así, sin más, este sueño empezó a hacerse realidad.

En este capítulo de mi vida voy a hablar de la intuición como herramienta para vivir, para crear, para emprender.

Y de cómo mi intuición había estado meses antes de que esto ocurriera dibujando espacios imaginarios, pintando platos que todavía no existían, conceptuando una marca que solamente era verdad en mi mente y en mi corazón. Y de la que no había hablado con nadie.

Llegados a este punto, yo ya tenía todo un plan de acción para abrir mi restaurante, sabía perfectamente lo que quería, ¡hasta tenía el nombre!

Por primera vez en mi vida, me puse a estudiar como una jabata, hablando mal y pronto.

Operativas para la hostelería, cuadros de rr.hh., cuentas de explotación, planes de viabilidad, modelos de negocio, marketing, estudio de mercado… y un largo etc. Día y noche me empapaba de TFC, pdf interminables y libros de empresa, algún que otro vídeo de YouTube y mucha prueba y error a lápiz y papel.

Volvía a tener estrés. Mucho estrés.

Cuando me preguntan por una de mis virtudes y uno de mis defectos siempre digo: la impaciencia y autoexigencia tanto en positivo como en negativo. La consecuencia: dermatitis y caspa en el pelo.

Lo cuento porque tengo una graciosa anécdota de cómo empezó a materializarse todo gracias a un champú anticaspa. O cómo el picor de cabeza (literal) me llevó hasta un herbolario para intentar encontrar remedios. Allí, entre champús, piedras energéticas y bebidas vegetales, encontré un libro de un cocinero vegano de Barcelona.

¿Otra virtud y defecto? La impulsividad. Inmediatamente le escribí por Facebook y le dije que iba a abrir un restaurante en Madrid y quería conocerle.

Dos viajes a Barcelona después y una clase de comida crudivegana ya teníamos chef. Y del mismo modo busqué al resto del equipo.

Levantaba el teléfono y les explicaba mi proyecto a agencias de comunicación, diseñadores gráficos, interioristas… y a todos aquellos que, según mis estudios, necesitaba. También había aprendido a usar Word, lo justo como para hacer una pequeña presentación con fotografías y muchos sueños. Incluso encontré la forma de explicar lo que para mí significaba ese proyecto con nombre extraño que todo el mundo decía sería un gran fracaso.

Claro, ¿quién iba a confiar en un negocio millonario de una cría de veinte años que explicaba su proyecto con una poesía? Al final del word, había una poesía, sí. Me la sé de memoria, dice así:

Y escribo lo que me dicta el alma y la revolución me llama, la encuentro entre líneas y en bajito me canta aquello que decía Sabina de… pongamos que hablo de Madrid.

Y escribo lo que me dicta el alma y la revolución me llama, la encuentro entre líneas.

Ciudad, casa de todos que mil veces buscas
y que nunca encuentras… donde no paras de buscar.
Para aquel que ve en el sol algo más que la luz del día,
para aquel que nació estrellado y se convirtió en estrella.
Este espacio va dedicado a los que dicen que en Madrid
hay playa, a quien decide creer y crear. Al que reinventa
y responde aquello de ser, soy… al que le entiende.
Que vivan esos suculentos menús madrileños donde el pan,
la bebida y la pesadez de estómago están incluidos.
Yo me quedo aquí, reinventando Madrid.
Regalo estas líneas a quien sueña despierto
y a quien vive con sueños.
Bienvenidos, chulísimas y superchulos.

No había marcha atrás. El proyecto ya no solamente estaba en mi cabeza, sino que había gente con la que me había comprometido y empezado a trabajar. No tenía ni idea de dónde me estaba metiendo. Es más, si hubiera sabido lo que sé hoy, quizás nunca me habría atrevido debido al riesgo que conllevaba.

Pero el universo fue poniéndonos todo delante. Y abro un paréntesis:

La vida no te pone delante una situación resuelta, un acierto seguro o a la persona perfecta. Me puso ante todo aquello que necesitaba aprender, eso sí, a base de golpes. No obstante, en serio, pasaban cosas mágicas…

Porque ¿quién encuentra un local de 350 metros en el centro de Madrid en una página de internet de búsqueda de pisos y habitaciones? ¡Anda ya! Pues fue un flechazo.

Sin tiempo, tuvimos que remover cielo y tierra para conseguir las licencias y permisos para empezar la obra. Teníamos local. Era noviembre de 2016 y escribí esto en mi muro:

15/11/16

Deseo que pueda decir dentro de unos meses que el lugar donde latía mi alma lo conocí en luna llena. Y que, tras un tiempo de trabajo, en luna llena se abrirán las puertas de este sitio, compartiendo un comienzo de luz y nuevas vibraciones con el mundo al que amo.

Confío con amor. Gracias.

Siete meses después, en luna llena y con los ojos repletos de orzuelos de no dormir, conseguimos abrir una parte del restaurante. La otra parte la tuvimos que remodelar más tarde, nos habíamos quedado sin presupuesto.

Habíamos metido más dinero del que teníamos en hacer todo esto. Parar nos costaría más dinero que continuar e intentarlo. Estaba todo en juego: años de esfuerzo de Cata, la ayuda de nuestros familiares, préstamos, hipotecas, un equipo a nuestro cargo y un local por gestionar. Tenía que funcionar.

La otra opción era hundirnos económicamente en un pozo sin fondo del que difícilmente saldríamos. No me preguntéis qué pasó en esos siete meses porque no lo sé. Es como cuando olvidas ciertos traumas para no sentir dolor, pues parecido.

No soy quien fui y no seré quien soy hoy.

No tenía ni idea de lo que estaba haciendo. Tenía a mi cargo un equipo de cuarenta personas, cocinábamos y dábamos de comer a más de dos mil personas por semana. Y la responsabilidad de cumplir con los objetivos económicos para poder pagar las deudas y cumplir con mi equipo me ahogaban como si de una soga se tratara.

No todo fueron aciertos; de hecho, el éxito visible que tenemos hoy se ha construido a base de aprender y superar errores.

Nunca ha sido fácil, pero siempre ha funcionado. Quizás hiciera muchas cosas mal, quizás no supiera ser una buena jefa, seguramente no tomaba buenas decisiones. Pero lo hacía todo con el corazón en la mano, y estaba dispuesta a levantarme tantas veces como me cayera.

Y aquí sigo, cinco años después, haciendo exactamente lo mismo.

Dejarme la piel siendo honesta conmigo misma, con quien soy y hacia la dirección que quiero ir. Pero no soy quien fui y no seré quien soy hoy.

Admito que no siempre supe hacerlo bien y pido perdón si en el camino lastimé a alguien. A mí también me hicieron mucho daño. He aprendido a transformar ese dolor en aprendizaje. Entre risas digo que «me estoy haciendo un máster», y no se aleja de la realidad: el máster de la vida. Ni en trescientos años me habría imaginado llegar hasta donde hemos llegado y todo lo que nos queda por alcanzar.

Sigo siendo la misma chica que el día de la apertura en 2017 se puso a temblar frente a la puerta pensando que nunca entraría nadie.

Sigo teniendo miedo de que eso ocurra después de haber dado de comer a más de medio millón de personas en cinco años.

Sigo teniendo miedo de no ser suficiente, y estoy nerviosa de que no se me quede nada en el tintero porque quiero hacerlo lo mejor posible.

Así soy.

Ahora tengo un equipo que es mi familia, tanto en lo bueno como en lo malo. Tengo unos clientes que me han demostrado su apoyo hasta en los peores momentos. Y tengo una energía incansable para dar, ayudar y compartir todo lo que el universo me ha permitido vivir y experimentar estos años como emprendedora. Y por eso, siempre digo que Superchulo es mucho más que un restaurante.

Es un viaje en búsqueda de oportunidades, una historia de superación a través de la comida, una película del amor más puro e incondicional que existe, un máster autodidacta y la experiencia más grande e intensa que viviré jamás.

En este libro abro mi corazón y comparto cincuenta de las miles de recetas que nos han acompañado estos años. Algunas son recetas propias que he creado para el libro, otras son platos que hubo en el restaurante desde que abrimos hasta el día de hoy, incluso están los *best sellers* y los platos más exitosos del momento para que puedas aprender a hacerlos, ahora en casa. Todos los platos son veganos, y muchos de ellos son sin gluten. Porque, ¿qué es la comida normal? Recetas que pueda comer todo el mundo sin que deba sentirse desplazado por tener una alergia, intolerancia, creencia o necesidad concreta.

Atrévete a buscar tu propio significado de tradición o normalidad. Y come aquello que te haga sentir más vivo y conectado a ti mismo que nunca. ¡Eso es Superchulo!

No soy cocinera. Y lo digo desde el más absoluto respeto y amor hacia la profesión. Los platos no son solo míos. Son el resultado y la consecuencia de numerosas manos, trabajo en equipo y años de prueba y error en los fogones. Así lo hacemos. Me invento ideas y las trabajo con mi equipo para llevarlas a cabo. Este libro es la recopilación de cincuenta buenas ideas.

Déjate llevar por tus emociones y conecta con tu cuerpo para saber qué cocinar hoy.

En cada capítulo encontrarás recetas conectadas entre sí por un color y una energía concreta, expresada a través del conocimiento de los chacras y la psicología del color.

Déjate llevar por tus emociones y conecta con tu cuerpo para saber qué cocinar hoy, y así poder alimentar cuerpo, mente y alma con la cocina Rainbow Food de Superchulo.

Todas las recetas disponen de información para facilitar el cocinado y conocer el plato en el sentido gastronómico y facultativo. Es importante entender los significados de los iconos que se muestran en cada receta, para que cocinar sea divertido y superchulo.

Toma nota:

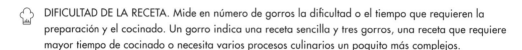 DIFICULTAD DE LA RECETA. Mide en número de gorros la dificultad o el tiempo que requieren la preparación y el cocinado. Un gorro indica una receta sencilla y tres gorros, una receta que requiere mayor tiempo de cocinado o necesita varios procesos culinarios un poquito más complejos.

NÚMERO DE RACIONES. Mide en tazas, platos o unidades las raciones que salen con la cantidad indicada de ingredientes. Así puedes duplicar la receta tantas veces como necesites, teniendo en cuenta los productos que debes utilizar.

SIN GLUTEN. Además de que todas son veganas, un porcentaje alto de recetas también son sin gluten. Para que todo el mundo pueda contar colores, no calorías. Busca el icono en cada página para encontrar los platos que no contienen gluten.

PLATO PRINCIPAL. Un plato recomendado como segundo plato o plato principal por su consistencia.

PLATO DE CUCHARA. Recetas de sopas, cremas, gazpachos… Platos de cuchara que funcionan fenomenal como entrante o primer plato.

ENSALADAS. Platos de ensaladas frescas, verduras rellenas, ensaladas templadas, buddha bowls y un sinfín de posibilidades para comer como plato único o acompañante en mesa.

PICNIC. Pequeños platos, snacks saludables, elaboraciones para picotear, acompañar y realizar deliciosos aperitivos.

SALSAS. Salsas caseras y saludables para aderezar ensaladas, acompañar platos y dar un toque único a tus recetas con color y sabor de forma 100 % natural.

DESAYUNOS. Quizás mi parte favorita del día, el desayuno. Platos salados y dulces para no aburrirte. Haz sencillas y superchulas las primeras horas de la mañana. Pst… o de la tarde para merendar.

POSTRES. Dulces saludables, porque ¿quién dice que no se puede tomar un postre bien sano? Descubre las recetas más dulces y riquísimas.

Y ahora sí, ¡a cocinar!

ROJO
FUERZA
SEGURIDAD

- Ensalada templada súper vitaminas
- Aguacate relleno sabor México
- La paella de mi familia
- Sashimi de sandía
- Salsa oriental de cacahuete y chile
- Tostadas francesas saludables
- Tarta crudivegana de fresas

El rojo es un color que rebosa energía y seguridad. Es el chacra raíz, que nos habla de la confianza. También es el primer color del arcoíris.

Inspírate en las recetas llenas de carácter del capítulo rojo los días que tengas que enfrentarte a grandes decisiones o te encuentres de bajón para recuperar la fuerza, la pasión y la confianza a mordiscos.

Frutos rojos, tomate, pimiento rojo, azafrán, sandía, chile rojo, fresas, cerezas.

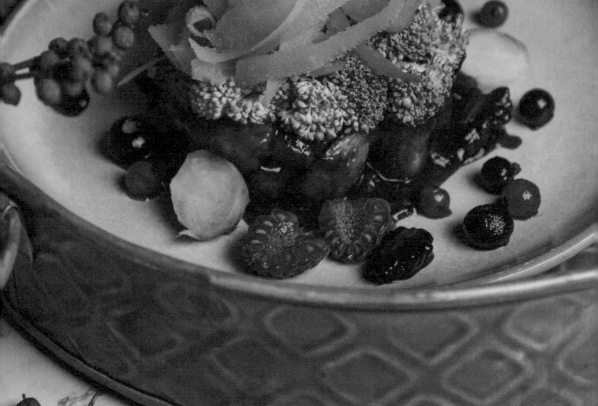

ENSALADA TEMPLADA SÚPER VITAMINAS

 Ensalada   Dificultad media   x2 Raciones   Sin gluten

¿Amas u odias las coles de Bruselas? Yo las detestaba, hasta que hice esta receta. Y cocinadas de esta forma, me encantan. Así que son una manera estupenda de introducirlas en tus menús. Arriésgate a probarlas, ¡y te sorprenderás!

INGREDIENTES

300 g de mix de frutos rojos
200 g de coles de Bruselas
200 g de brócoli
50 g de zanahoria
½ diente de ajo
1 cucharada de sirope de agave
50 ml de agua
AOVE
sal

ELABORACIÓN

1 — Corta el brócoli en ramas pequeñas y hornéalas con aceite y sal durante 20 minutos en el horno a 180 °C. Una vez que estén cocinadas, retíralas del horno y deja que se enfríen.

2 — Mientras tanto, coloca en una sartén dos cucharadas de aceite, el ajo, una pizca de sal y las coles cortadas por la mitad. Saltea a fuego medio hasta que las coles comiencen a estar tiernas; en ese momento agrega los frutos rojos y el agua. Cocina a fuego lento durante 20 minutos removiendo ocasionalmente hasta que la mezcla se reduzca. Agrega el sirope de agave y remueve durante 5 minutos más.

3 — A continuación, lamina la zanahoria con la ayuda de un pelador. Deben quedar láminas bien finas.

4 — Para el emplatado, coloca por capas cada una de las preparaciones en un molde circular. Comienza con la mezcla de coles y frutos rojos, sobre esta coloca las ramas de brócoli y, por último, agrega las láminas de zanahoria. Retira el molde, ¡y listo!, ya puedes disfrutar de una rica ensalada.

RAINBOW TIPS

Intenta colocar las flores del brócoli hacia fuera para hacer el plato más vistoso. Si te queda salsa de frutos rojos, viértela por encima para que resulte más jugoso.

AGUACATE RELLENO SABOR MÉXICO

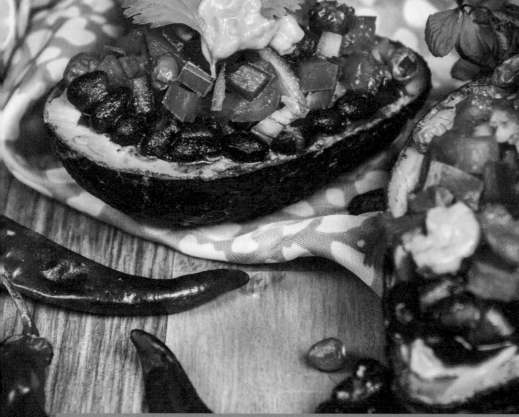

 Ensalada   Dificultad baja   x2 Raciones   Sin gluten

El pico de gallo es típico de la gastronomía mexicana, y se llama así debido a su particular corte, que parece estar picado por un gallo. Es el entrante individual perfecto para cualquier celebración. Fresco, sabroso y original.

INGREDIENTES

1 aguacate
100 g de frijoles negros cocidos

Para el pico de gallo

1 tomate pera
½ cebolla morada pequeña
75 g de pimiento rojo
1 cucharada de AOVE
1 cucharada de vinagre de manzana
1 cucharada de zumo de lima
5 g de cilantro fresco

Para el alioli de aguacate

relleno del sobrante del aguacate
100 ml de leche de soja
1 cucharadita de zumo de lima
3 cucharadas de AOVE
1 diente de ajo rallado
sal

ELABORACIÓN

1 — Comienza con el pico de gallo. Pica los tomates, la cebolla y el pimiento en dados pequeños, mézclalos en un bol y agrega el aceite de oliva, el vinagre y el zumo de lima. Pica finamente el cilantro y añádelo a la mezcla. Deja reposar 15 minutos.

2 — Mientras tanto, corta el aguacate por la mitad y vacíalo, pero deja una capa fina junto a la cáscara. Esta será la base que utilizarás para montar el plato.

3 — A continuación, para preparar el alioli, mezcla el sobrante que has retirado del aguacate junto con la leche de soja, el aceite, la lima, el ajo y la sal en el vaso batidor. Tritura hasta obtener una crema suave y homogénea.

4 — ¡Listos para emplatar! Coge la mitad del aguacate y rellena por capas. Coloca 50 g de frijoles negros y 60 g de pico de gallo. Repite el proceso con la otra mitad del aguacate. Termina el plato agregando el alioli con una manga pastelera y decora con una hojita de cilantro. ¡Listo para servir!

RAINBOW TIPS

Si no tienes una manga pastelera, puedes utilizar una bolsa de congelar, basta con que hagas un pequeño corte en una de las esquinas inferiores.

LA PAELLA DE MI FAMILIA

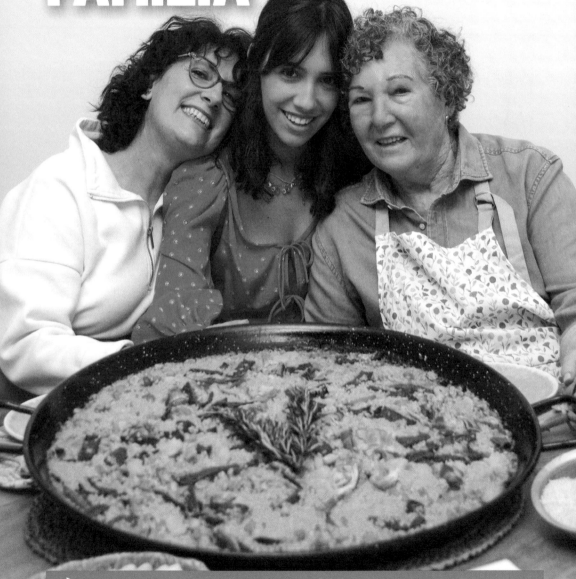

 Plato principal   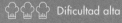 Dificultad alta   x4 Raciones   Sin gluten

Aunque yo llevo unos seis años siendo vegetariana, mi familia lo es desde hace más de doce. Por eso, mi abuela Cari adaptó la receta familiar de la paella a la de verduras. Es mi plato favorito, no solo por su sabor, sino también por lo que la paella representa: la familia.

INGREDIENTES

1 l de caldo de verduras*
½ kg de arroz redondo
250 g de judías verdes finas
200 g de garrofón de bote
150 g de habas congeladas**
1 tomate pera
½ berenjena
½ pimiento verde
2 alcachofas
1 o 2 dientes de ajo
150 mg de azafrán
1 limón
300 ml de AOVE
1 cucharadita de pimentón de la Vera
ramitas de romero fresco
sal

* Si lo haces casero, puedes aprovechar las hojas de alcachofa junto con cualquier otra verdura.
** Si fuesen frescas, agrégalas luego del pimiento en el sofrito.

RAINBOW TIPS

Para que el arroz quede más suelto, vuelca el caldo de verduras en dos partes. La mitad con el fuego alto durante 8 minutos, el resto después de agregar el azafrán y las alcachofas.

ELABORACIÓN

1 — Lava los vegetales. Pela la berenjena, córtala en dados de 2 cm. Pica el pimiento en tiras de 1 cm de ancho, retira la parte blanca. Quita las puntas de las judías y córtalas en trozos de 5-6 cm.

2 — Limpia y pela las alcachofas, retira la parte exterior de las hojas y el tallo. Elimina la parte inferior y después córtalas en cuartos. Báñalas con zumo de limón.

3 — Por último, para preparar el sofrito, ralla el tomate y pica el ajo en láminas, descarta su centro.

4 — Nivela la paella en el fogón con el aceite, caliéntalo a fuego medio durante unos minutos, agrega sal y comienza a sofreír las verduras.

5 — Vierte las judías y cocina 7 minutos, agrega el pimiento verde y cocina durante un par de minutos. Remueve las verduras para que se doren parejo. Añade la berenjena y remueve lentamente. Cocina durante 5 minutos.

6 — Añade el ajo laminado y, antes de que se haya dorado, agrega el pimentón, remueve e incorpora el tomate rallado. Cuidado que el pimentón no se queme y no quede amargo.

7 — Añade el arroz, baja el fuego al mínimo y sofríe durante 7 minutos. Después, incorpora las habas y remueve durante 5 minutos. Luego, el garrofón y cocina 2 minutos más.

8 — Sube el fuego y vuelca el caldo de verduras y el romero. Cocina durante 8 minutos. Agrega el azafrán y las alcachofas previamente enjuagadas para retirar el exceso de limón.

9 — Baja el fuego al mínimo y cubre la paella con papel de revista para que la cocción sea más pareja. Cocina hasta que el caldo se evapore en su totalidad. Transcurrido el tiempo, deja cocinar un par de minutos más para lograr un buen socarrat.

SASHIMI DE SANDÍA

 Picnic Dificultad alta x2 Raciones Sin gluten

Es sorprendente ver como una fruta puede transformarse utilizando especias y alimentos naturales como las algas. Con esta receta conseguirás el sabor a mar de un plato tradicional japonés como el sashimi. No hace falta renunciar a nada dentro del estilo de vida vegano.

INGREDIENTES

150 g de sandía
alga nori
130 g de arroz para sushi
3 cucharadas de vinagre de arroz
tamari

Para el macerado

60 ml de agua
45 g de salsa de tamari
2 cucharadas aceite de sésamo
2 cucharadas de zumo de limón
5 g de algas wakame deshidratadas

ELABORACIÓN

1 — Empieza preparando el macerado. Vierte todos los ingredientes en un recipiente y mézclalos bien con la varilla.

2 — Continúa cortando la sandía en rectángulos de medio centímetro de grosor y unos 5 centímetros de largo. En una bandeja de horno, coloca las tiras de sandía y vuelca por encima la mezcla del macerado. Deja reposar en la nevera aproximadamente 2 horas.

3 — Transcurrido ese tiempo, hornea durante 45 minutos a 170 °C. Deja enfriar a temperatura ambiente y mantenlo en la nevera al menos 6 horas más.

4 — Como sugerencia, puedes servir el sashimi de sandía sobre una bolita de arroz. Para ello, cocina el arroz de la misma forma que se cocina para hacer arroz de sushi y, una vez atemperado, moldea con las manos húmedas hasta obtener la forma deseada para tu nigiri.

5 — ¡Último paso! Transcurrido el tiempo del macerado, retira la sandía de la nevera y coloca cada trozo sobre las bolitas de arroz.

6 — Acompáñalo con salsa tamari y a disfrutar.

RAINBOW TIPS

Para darle un toque decorativo, corta unas tiras finas de alga nori y colócala alrededor del nigiri.

SALSA AGRIDULCE DE CEREZAS

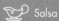 Salsa   Dificultad baja   x1 Raciones   Sin gluten

SALSA ORIENTAL DE CACAHUETE Y CHILE

 Salsa   Dificultad baja   x1 Raciones   Sin gluten

Quería hacer una salsa dulce para platos salados, así que busqué inspiración en las guarniciones de los platos suecos y las salsas que suelen acompañar a las carnes. Es importante que la salsa la hagas cuando las cerezas estén en temporada, de lo contrario, le faltará sabor.

INGREDIENTES

500 g de cereza
  deshuesadas
200 ml de agua
150 ml de zumo de pomelo
100 ml de vino dulce
sirope de agave

ELABORACIÓN

1 — Necesitarás aproximadamente 580 g de cerezas con hueso para obtener los 500 g que necesitas para la receta. Lava y quita el hueso a las cerezas. Colócalas en una olla a fuego medio con el agua y deja que se pochen. Cocina unos 15 minutos y agrega el vino dulce y el zumo de pomelo. Cuando hierva, agrega 4 cucharadas de sirope de agave. Inmediatamente baja el fuego al mínimo y deja que se reduzca durante al menos 30 minutos. Remueve con cierta frecuencia para evitar que se pegue a la olla y machaca ligeramente las cerezas con un tenedor.

2 — Pasado este tiempo, retira del fuego y deja que se vaya enfriando a temperatura ambiente. Si lo prefieres, puedes triturar la mezcla en la batidora para lograr una consistencia más ligera. Una vez templada, sírvela en un bote de cristal con tapa y guárdala en la nevera para acompañar, por ejemplo, un puré de patatas o tu proteína favorita.

Esta salsa está inspirada en los deliciosos sabores asiáticos de los restaurantes chinos. ¡Es una de mis favoritas! Me encanta utilizarla como aderezo en ensaladas, para hacer woks o para acompañar *dumplings*.

INGREDIENTES

120 g de crema de cacahuete
60 ml de leche de soja
40 g de sirope de agave
20 ml de vinagre de arroz
20 g de tamari
½ cucharadita de chile rojo
  en polvo
una pizca de sal

ELABORACIÓN

1 — Agrega la crema de cacahuete, la leche, el tamari y el vinagre de arroz en un bol, y mezcla con varillas hasta obtener una crema suave y homogénea. Añade media cucharadita de chile rojo y el sirope de agave, remueve con las varillas y prueba la salsa para rectificarla de picante y ajustar con un toque de sal.

2 — Sírvela en un bote de cristal con tapa y guárdala en la nevera para aderezar, por ejemplo, tus ensaladas favoritas.

TOSTADAS FRANCESAS SALUDABLES

Las torrijas de toda la vida, pero más saludables. Sin azúcar y aptas para intolerantes a la lactosa o al huevo. Además, es una receta rica en fibra gracias a la linaza, ideal para desayunos.

INGREDIENTES

4 rebanadas de pan tierno
150 ml de leche de soja
3 cucharadas de agua
1 cucharada de linaza
1 cucharada de aceite de coco
sirope de agave
aroma de vainilla

ELABORACIÓN

1 — Comienza remojando la linaza en el agua, remueve y deja reposar en la nevera durante 15 minutos. Transcurrido este tiempo, coloca en un bol la leche de soja, unas gotitas de aroma de vainilla y la mezcla de linaza. Bate hasta que quede homogéneo. Remoja las rebanadas de pan en la mezcla hasta que queden bien empapadas.

2 — En una sartén a fuego medio, añade una cucharada de aceite de coco, deja que se caliente y coloca el pan añadiéndole una cucharadita de sirope de agave a cada rebanada. Ve girándolas ocasionalmente hasta que se doren.

3 — Para el emplatado, coloca dos rebanadas de pan en un plato y decóralas a tu gusto. Yo suelo utilizar mermelada de frutos rojos, canela y algún *topping* como margarina o yogur.

RAINBOW TIPS

Si notas que las tostadas quedan un poco secas, añade más mezcla líquida por encima de la tostada con una cuchara, de ese modo estarán más esponjosas.

TARTA CRUDIVEGANA DE FRESAS

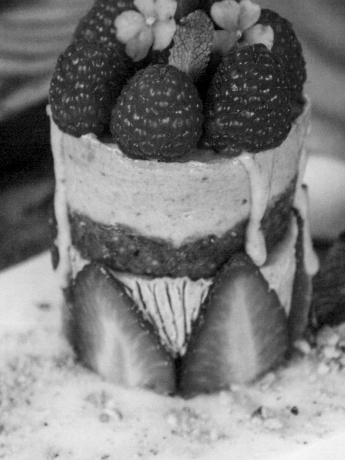

 Postre Dificultad media   x6 Raciones Sin gluten

Me encanta la versatilidad de las tartas crudiveganas. Puedes hacer tantas combinaciones como frutas tengas en casa. Prueba a cambiar las fresas por arándanos o kiwi Además, si no tienes un molde de magdalenas, puedes hacerlo en una bandeja o recipiente de cristal.

INGREDIENTES
PARA 6 RACIONES

Para la base
100 g de nueces
8 dátiles sin hueso
1 cucharada de sirope de agave

Para la crema de fresas
250 g de crema de anacardos
50 ml de aceite de coco
6 fresas
1 plátano
4 dátiles sin hueso

ELABORACIÓN

1 — Muele las nueces con la ayuda de una trituradora, añade los dátiles sin hueso y vuelve a triturar hasta que la mezcla quede bien molida. Agrega el sirope de agave y mezcla con cuchara. ¡Ya tienes la base! Ahora solo debes colocarla en un molde de silicona para magdalenas. Aplasta bien la masa sobre la base del molde para que quede compacta. Inmediatamente llévalo a congelador.

2 — Continúa con la crema de fresas. Tritura durante unos minutos la crema de anacardos con el aceite de coco, las fresas, el plátano y los dátiles sin hueso. Debes obtener una crema suave y homogénea. Viértela en el molde y guárdalo de nuevo en el congelador al menos 2 horas.

3 — Para servir, ten en cuenta que debes sacar del congelador y desmoldar las minitartas 10 minutos antes de su consumo. Puedes decorar el plato agregándole frutos secos y fresas frescas.

RAINBOW TIPS

La crema de anacardos se puede hacer en casa, remojando los anacardos durante 24 horas antes de triturarlos. También la encuentras en un herbolario.

NARANJA
CREATIVIDAD
INSPIRACIÓN

- Crema de zanahoria y coco
- Salsa de boniato y coco
- Poke bowl hawaiano
- Ensalada de quinoa y calabaza
- Dear boniato de Superchulo
- Curry a nuestra manera
- Barritas de frutos secos y naranja
- Tarta de zanahoria sin horno

El naranja es el color de la diversión, la vitalidad y el juego. También es el chacra del instinto y las sensaciones.

En este capítulo podrás divertirte con recetas viajeras para encontrar la inspiración y felicidad desde la cocina. ¡Buen viaje!

Mango, calabaza, boniato, zanahoria, naranja.

CREMA DE ZANAHORIA Y COCO

 Plato de cuchara Dificultad baja x2 Raciones Sin gluten

SALSA DE BONIATO Y COCO

 Salsa Dificultad baja x1 Raciones Sin gluten

Te sorprenderá esta suave y cremosa sopa de zanahoria con toque de coco y jengibre inspirada en las cremas caseras que hacemos a diario en el restaurante. Puedes tomarla caliente o conservarla en la nevera para tomarla fría.

INGREDIENTES

300 g de zanahoria
200 ml de leche de coco de lata
350 ml de agua
1 cebolla roja
2 cucharadas de salsa de tomate
1 cucharadita de jengibre en
  polvo
AOVE
sal
pimienta

ELABORACIÓN

1 — Pica la cebolla en juliana y sofríela junto con la zanahoria, previamente cortada en dados, con una cucharada de aceite a fuego medio. Agrega la salsa de tomate y sofríe unos minutos más. Añade el agua y la leche de coco y cocina durante 30 minutos. Sazona con el jengibre en polvo y salpimienta al gusto.

2 — Después tritura la mezcla en una batidora hasta obtener una crema suave y cremosa. Si quieres, pasa la crema por un colador con la ayuda de un cucharón para eliminar las fibras.

3 — Puedes servirla con unas hojas de romero y unas gotitas de yogur vegetal.

Cuando llegué de mi primer viaje por Indonesia, quise hacer un plato que me recordara a Bali. Y creamos un buddha bowl lleno de color, con esta salsita de coco que te traslada al sudeste asiático.

INGREDIENTES

1 boniato mediano
400 ml de leche de coco
pimienta
aceite
sal

ELABORACIÓN

1 — Para comenzar, lava el boniato y córtalo por la mitad. Hornéalo con aceite y sal 40 minutos a 180 °C hasta que esté tierno. Si no quieres cocinarlo al horno, puedes utilizar el vapor o el microondas. Una vez frío, quítale la piel y colócalo en un recipiente junto con la leche de coco para procesar. Bate la mezcla un par de minutos, hasta que quede bien cremosa.

2 — Para presentarla, coloca la salsa en un bonito bol ¡y listo!

POKE BOWL HAWAIANO

 Ensalada   Dificultad baja   x2 Raciones   Sin gluten

El poke bowl es un plato de Hawái. La palabra *poke* hace referencia al corte en cuadrados y la mezcla de ingredientes. Aunque suele prepararse con pescado, actualmente hay muchas opciones diferentes. Yo en esta receta incluyo una salsa de piña típica hawaiana, para darle más carácter.

INGREDIENTES

80 g de arroz
120 g de mango
120 g de pepino
100 g de cebolla
2 rabanitos
1 taza de hojas verdes
1 cucharadita de sirope de
  agave
1 cucharadita de AOVE
sal

Para la salsa de piña hawaiana

2 rodajas de piña fresca
1 cucharada de vinagre de
  manzana
2 cucharadas de AOVE
1 cucharada de tomate frito
una pizca de sésamo negro

ELABORACIÓN

1 — Cuece el arroz con sal y déjalo enfriar antes de utilizarlo. Entretanto, pica la cebolla en juliana y marínala junto con el sirope de agave y aceite hasta el momento de emplatar. A continuación, corta el pepino y los rabanitos en finas láminas, y el mango en dados de 1 cm.

2 — Para la salsa hawaiana, corta la piña en trozos y procésala con el resto de los ingredientes en una batidora hasta que quede con la textura deseada.

3 — Para el emplatado, utiliza un bol o plato hondo, coloca el arroz en un lado y las hojas verdes en otro (te recomiendo hojas de espinaca baby). Reparte por encima el mango y las verduras, colocando uno al lado del otro. Para terminar, aliña con la salsa de piña y decora con sésamo negro.

RAINBOW TIPS

Para darle un aspecto más ordenado al plato,
vierte la salsa en el interior de un pequeño recipiente
e inclúyelo dentro del bol.

ENSALADA DE QUINOA Y CALABAZA

He de confesar que, dependiendo de la temporada, no soy muy fan de las ensaladas como tales. Por eso me encanta combinar platos con verduras frescas y cocinadas. Esta ensalada templada es un plato completo y nutritivo, además de una estupenda opción como plato único.

INGREDIENTES PARA 2 RACIONES

300 g de calabaza
60 g de quinoa roja
120 g de champiñones
   Portobello
100 g de espinacas
nueces
aceite de oliva virgen extra
sal y pimienta

ELABORACIÓN

1 — Primero corta la calabaza en dados y mézclalos con aceite, pimienta y sal. Hornéalos durante 25 minutos a 180 °C hasta que estén tiernos.
2 — Mientras tanto, prepara la quinoa hirviéndola con agua, necesitarás aproximadamente 250 ml. Una vez que esté cocida, escurre el agua sobrante y reserva la quinoa para utilizarla luego.
3 — Corta los champiñones en láminas y saltéalos a fuego fuerte con aceite de oliva hasta que adquieran color. Entonces, baja el fuego y agrega las hojas de espinaca y sal. Remueve un minuto.
4 — Para montar el plato, pasa la quinoa a un bol. En un lateral coloca el salteado de champiñones y espinaca, y encima la calabaza en dados junto con las nueces troceadas.

RAINBOW TIPS

Para aliñar, en vez de utilizar más aceite de oliva, puedes agregarle una cucharadita de tahini, que aporta hierro y fósforo, o una cucharada de tamari.

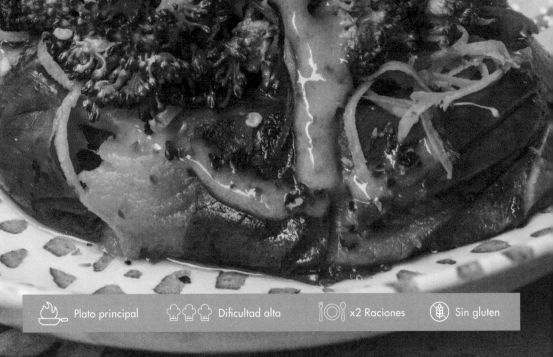

DEAR BONIATO DE SUPERCHULO

Plato principal — Dificultad alta — x2 Raciones — Sin gluten

Este plato de nuestra carta actual es uno de los *best sellers* por su combinación de sabores y su gran aporte nutricional. Ahora puedes disfrutarlo en casa y sentirte un miembro más de nuestro equipo de cocina Superchulo.

INGREDIENTES

2 batatas
60 g brócoli
aceite de oliva extra
sal

Para el guiso de proteína vegetal
225 g de bocados vegetales de proteína de soja
150 g de pulpa de tomate
125 g de cebolla morada
25 ml de aceite de oliva
1 cucharada de vino de guisar
canela
pimienta negra
sal

Para el emplatado
zanahoria
lombarda
almendras fileteadas
sésamo negro

ELABORACIÓN

1 — Comienza horneando las batatas enteras con aceite y sal durante 40 minutos a 180 °C. Para ayudar a su cocción, puedes pincharlas con un tenedor. Una vez que estén horneadas, espera a que se enfríen un poco, luego córtalas por la mitad, sin llegar a cortarlas por completo.

2 — Elabora ahora el guiso de proteína vegetal. Empieza desmenuzando los bocados de soja. Calienta el aceite en una olla y coloca la cebolla cortada en juliana junto con una pizca de canela. Cuando esté pochada, agrega el vino de guisar, la pulpa de tomate y los bocados desmenuzados de soja, y cocina a fuego lento 20 minutos. Salpimienta al gusto.

3 — Para el emplatado, dispón la batata en un plato y rellénala volcando primero el brócoli y encima el guiso de proteína vegetal, ¡no te preocupes si parece mucho relleno! Sobre la mezcla, coloca zanahoria rallada y la lombarda picada en juliana. Por último, y para darle el toque final superchulo, agrega almendras fileteadas y sésamo negro sobre el plato.

RAINBOW TIPS

Un truco que siempre usamos en Superchulo para dar volumen a los platos es finalizarlos con brotes verdes. Además de volumen, aportarán color y frescura.

CURRY A NUESTRA MANERA

 Plato principal   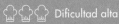 Dificultad alta   x4 Raciones   Sin gluten

Al principio, en el restaurante cocinábamos el curry con manzana. Quisimos darle un toque más dulce, así que ahora lo elaboramos con pera. Siempre me apeteció tener un curry dulce en la carta, porque es uno de mis platos favoritos. Esta versión saludable del plato tradicional indio ¡me encanta!

INGREDIENTES

150 g de mix de arroz salvaje
150 g de calabaza
150 g de champiñones
   Portobello
150 g de espárragos
100 g de pimiento rojo
hierbas provenzales
AOVE
sal

Para la salsa curry
2 peras pequeñas
150 ml de leche de coco de lata
1 cebolla blanca pequeña
120 g de pulpa de tomate
1 cucharada de pasta de curry
AOVE
pimienta negra
sal

ELABORACIÓN

1 — Pica los champiñones, la calabaza, el pimiento y los espárragos en dados pequeños. Coloca las verduras en una bandeja para horno, mézclalos y agrega la sal y aceite al gusto. Hornea 30 minutos a 170 °C. Pasado el tiempo de cocción, retíralos del horno y resérvalos junto a su jugo.

2 — Mientras se hornean las verduras, puedes preparar la salsa de curry rojo. Pela las peras, córtalas en dados quitando las semillas y, junto con la cebolla picada en dados, póchalas con aceite a fuego medio 10 minutos aproximadamente. Transcurrido ese tiempo, añade la pulpa de tomate, la pasta de curry y la leche de coco. Deja cocinar a fuego medio 20 minutos más. Luego, tritura la mezcla en una batidora a máxima potencia.

3 — Hierve el arroz especiándolo con una cucharada de hierbas provenzales y sal al gusto. Ten en cuenta que el arroz salvaje tarda como mínimo media hora en cocerse.

4 — Ya tienes todo lo que necesitas para emplatar tu curry superchulo, ¡saca tu lado más creativo, sigue los rainbow tips y a disfrutar!

RAINBOW TIPS

Si no consigues arroz salvaje, puedes combinar arroz basmati con arroz negro. Le dará un toque especial y decorará el plato de forma natural.

BARRITAS DE FRUTOS SECOS Y NARANJA

 Desayuno   Dificultad baja   x9 Raciones   Sin gluten

Un delicioso tentempié lleno de energía. Los frutos secos son una fuente de proteína vegetal y aportan minerales y vitaminas esenciales. Una merienda perfecta para combinar con tu fruta favorita.

INGREDIENTES

60 g de anacardos
60 g de almendras laminadas
60 g de trigo sarraceno
60 g de pipas de calabaza
60 g de sirope de agave
4 dátiles deshuesados
2 cucharadas de aceite de coco

Para la salsa de naranja
200 ml de zumo de naranja
40 g de azúcar ecológica
2 g de agar-agar

ELABORACIÓN

1 — Pica las almendras y los anacardos con un cuchillo. A continuación, precalienta una sartén a fuego medio, agrega el aceite de coco y añade los frutos secos ya cortados. Una vez que estén dorados, añade el trigo sarraceno y las pipas. Cuando se hayan dorado, incorpora los dátiles troceados. Para terminar, vierte 40 g de sirope de agave y sube el fuego al máximo. Remueve sin parar hasta que se caramelice, pero sin llegar a garrapiñarse.

2 — Pasa la mezcla a un recipiente y estírala bien con la ayuda de una espátula. Agrega 20 g de sirope de agave y aplasta hasta que quede de 1 cm de grosor. Deja reposar una hora en la nevera. Después, corta la mezcla en tiras rectangulares y reserva en un táper a temperatura ambiente hasta el momento de su consumo.

3 — Mientras la mezcla reposa en la nevera, puedes hacer la salsa de naranja. Para ello, echa el zumo de naranja sin pulpa y el azúcar en una olla a fuego medio. Remueve ocasionalmente hasta que el azúcar se haya disuelto. Baja el fuego y deja reducir 15 minutos. Transcurrido el tiempo, agrega el agar-agar removiendo constantemente.

RAINBOW TIPS

Puedes conservar las barritas en temperatura ambiente y consumirlas como *snack* o romperlas para utilizarlas como granola en tus boles y *smoothies*.

TARTA DE ZANAHORIA SIN HORNO

 Postre Dificultad media x2 Raciones

El sabor a «coquitos» y galletas de esta tarta me recuerda a mi infancia, por eso creo que es genial para los más peques de la casa. Además, es perfecta para las personas impacientes, porque se puede comer nada más terminar de cocinarla.

INGREDIENTES

300 g de zanahoria
10 galletas tipo María
5 cucharadas de coco rallado
5 cucharadas de sirope de agave
leche de avena

Para la nata de coco

1 lata de leche de coco
2 cucharadas de azúcar ecológico

ELABORACIÓN

1 — Pela las zanahorias, córtalas en trozos y hiérvelas hasta que estén cocidas.

2 — Mientras tanto, puedes elaborar la nata. Bate la leche de coco y el azúcar con varillas previamente enfriadas en un bol de cristal frío. Es muy importante que el recipiente y el utensilio estén refrigerados para facilitar el montado de la nata. Debes utilizar únicamente la parte grasa de la leche. Refrigérala 24 horas antes de utilizarla. De ese modo, la parte grasa se separará de la parte acuosa y será más sencillo de utilizar.

3 — Cuando las zanahorias estén frías, mézclalas con el coco rallado y el agave. Machaca con un tenedor hasta que todo quede bien mezclado. Por último, antes de montar, hidrata las galletas en leche de avena hasta que queden blandas, te llevará apenas unos segundos.

4 — Para el emplatado, comienza colocando en un molde una capa de la mezcla de zanahoria y coco en la base, luego agrega una capa de galletas hidratadas y repite este procedimiento hasta acabar la mezcla. Para finalizar, pasa la nata de coco a una manga repostera y decora la tarta. Reserva en la nevera hasta el momento de su consumo.

RAINBOW TIPS

Ralla limón o naranja por encima de la nata para realzar la textura y el color de la tarta, o agrega unas hojitas de menta.

AMARILLO
VITALIDAD
ENERGÍA

- Timbal tropical de piña
- Sopa de maíz y boniato
- Pastel de carne vegano
- Salsa de patata estilo queso
- Salsa de salvia y limón
- Snack crujiente de bimi y maíz
- Tofu cremoso estilo huevos revueltos cúrcuma
- Panna cotta de limón

Platos optimistas para reconectar con la tierra y los alimentos más tradicionales. Vibra con una energía llena de luz e inspírate en las recetas de este capítulo los días que necesites sacar la fuerza necesaria para empoderarte y manifestar tus pensamientos.

Limón, cúrcuma, patata, plátano, maíz, piña, pimiento amarillo.

TIMBAL TROPICAL DE PIÑA

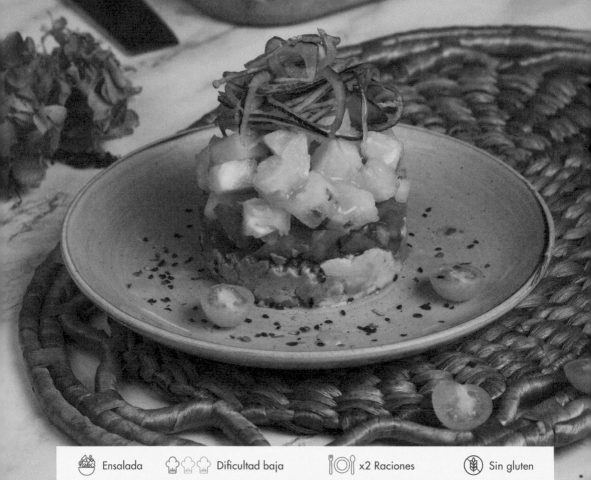

Ensalada | Dificultad baja | x2 Raciones | Sin gluten

Además de ser una forma fácil y deliciosa de incluir frutas en tu día a día, este plato es un ejemplo de cómo convertir tu ensalada en un llamativo timbal de colores que decorará la mesa de cualquier celebración.

INGREDIENTES

1 tomate
1 aguacate
1 rodaja de piña de 4 cm
½ cebolla morada

Para el aliño

3 cucharadas soperas de AOVE
1 cucharada de zumo de limón
1 cucharada de sirope de agave
sal
chile seco en polvo
sésamo negro
chile deshidratado

ELABORACIÓN

1 — Primero, pisa la pulpa del aguacate con un tenedor y corta el tomate en brunoise y la piña en dados de 1 centímetro.

2 — Para preparar el aliño, mezcla el aceite, el zumo de limón y el sirope de agave. Añade la sal y el chile en polvo al gusto. Bate con varillas hasta formar una emulsión.

3 — ¡Listo para emplatar! Coloca un molde en el centro del plato y agrega los ingredientes en capas comenzando con el aguacate machacado, luego el tomate y, por último, la piña. Retira el molde y coloca por encima del timbal la cebolla morada, previamente cortada en juliana muy fina, y el aliño. Decora con sésamo negro y chile deshidratado.

RAINBOW TIPS

Si no tienes un molde circular o un aro para preparar el timbal, con la ayuda de un cuchillo haz dos cortes en una botella de plástico a 5 cm de distancia entre sí. Obtendrás una banda circular con la que emplatar para que tu plato quede estéticamente perfecto.

SOPA DE MAÍZ Y BONIATO

 Sopa Dificultad baja x2 Raciones Sin gluten

Esta sopita de maíz es todo lo que puede apetecerte después de un largo y frío día de trabajo. Sentirás como la suave y cremosa textura del maíz con el boniato te abraza para hacer de tu cena o comida un momento especial.

INGREDIENTES

540 g de maíz dulce
340 g de boniato
600 ml de caldo de verduras
1 cebolla morada
AOVE
pimentón ahumado
sal

ELABORACIÓN

1 — Pica la cebolla y sofríela en una olla a fuego medio con aceite, una pizca de pimentón y sal. Agrega el boniato cortado en trozos de 2 centímetros aproximadamente y continúa sofriendo.

2 — Cuando la cebolla esté pochada, añade el maíz y sofríe unos minutos más. Incorpora el caldo de verduras y cocina a fuego medio 30 minutos.

3 — Transcurrido el tiempo, procesa la mezcla en la batidora hasta obtener una consistencia cremosa. Para obtener una textura más suave, pasa la crema por el colador para eliminar la piel del maíz.

RAINBOW TIPS

Puedes agregar unas gotas de aceite y unos granos de maíz fresco para decorar. Para que el aceite quede bien en las sopas, utiliza una jeringuilla; si no tienes, un biberón de cocina.

PASTEL DE CARNE VEGANO

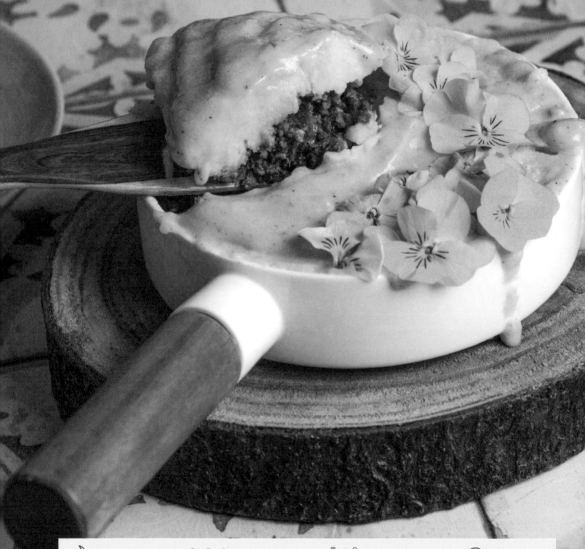

 Plato principal   Dificultad alta   x2 Raciones   Sin gluten

Te encantará esta típica receta de siempre, pero con carne 100 % vegetal. Es perfecta para sorprender en celebraciones tradicionales como la Navidad. Nadie encontrará ninguna diferencia, ¡prometido!

INGREDIENTES

400 g de carne picada vegana
400 g de patata agria
½ cebolla
50 ml de vino de guisar
AOVE
sal
pimienta

Para la bechamel
300 ml de leche de soja
15 g de almidón de maíz
15 g de margarina
sal
pimienta
nuez moscada

RAINBOW TIPS

Si no encuentras carne picada vegana en el supermercado de tu ciudad, desmenuza un par de hamburguesas veganas, que son más fáciles de encontrar. El resultado te sorprenderá, y será muy parecido a la textura deseada.

ELABORACIÓN

1 — Corta las patatas en cubos y hiérvelas aproximadamente 20 minutos en agua con sal hasta que estén tiernas.

2 — Mientras tanto, pica la cebolla en brunoise y saltea con aceite en una sartén a fuego medio. Una vez que esté pochada, agrega la carne picada vegana y cocina 10 minutos hasta que se dore. Remueve para evitar que se pegue a la sartén. Añade el vino para guisar, remueve y deja reducir el tiempo necesario para que el alcohol se evapore. Salpimienta al gusto.

3 — A continuación, pisa las patatas con el tenedor junto con un par de cucharadas de aceite, sal y pimienta hasta obtener un puré rústico, dejando algunos trocitos de patata más consistentes.

4 — Para la bechamel, funde la margarina en una olla a fuego bajo junto con ¾ partes de la leche. Aparte mezcla el almidón de maíz con la leche restante y agrégala lentamente a la olla removiendo con varilla. Cocina a fuego bajo hasta obtener una consistencia cremosa. Condimenta al gusto con sal, pimienta y nuez moscada.

5 — Para el emplatado, puedes utilizar un molde individual o una fuente. Coloca la carne picada vegana en la base y aplasta con el tenedor, cubre con el puré de patatas y, para acabar, agrega la bechamel. Te recomiendo que le des un toque de horno para fusionar los sabores y gratinar la bechamel.

SALSA DE PATATA ESTILO QUESO

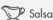 Salsa Dificultad baja x1 Raciones Sin gluten

SALSA DE SALVIA Y LIMÓN

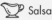 Salsa Dificultad baja x1 Raciones Sin gluten

Cuando abrimos el restaurante, nos costaba muchísimo encontrar quesos veganos que, además de ricos, fueran saludables. En 2017 la industria vegana era muy incipiente todavía. Así que nos lanzamos a elaborar nuestra propia salsa de queso 100 % natural, que hoy comparto contigo para que la hagas en casa.

INGREDIENTES

2 patatas medianas
100 ml de leche de soja sin azúcar
2 cucharadas de AOVE
1 cucharada de cúrcuma
1 cucharada de levadura nutricional
pimienta y sal

ELABORACIÓN

1 — Pela las patatas y ponlas a hervir. Una vez que estén cocidas, colócalas en el batidor junto con la leche de soja y la cúrcuma. Bate hasta obtener una consistencia homogénea. Agrega el aceite y vuelve a batir. Por último, añade la levadura nutricional y salpimienta al gusto.
2 — Sírvela en un bote de cristal con tapa. También puedes conservarla en la nevera para acompañar, por ejemplo, un plato de pasta o unas tostadas.

Adoro la pasta, y una de mis recetas favoritas es la pasta con salsa de salvia y mantequilla. Por eso quería servir en el restaurante unos espaguetis con esta salsa que comparto aquí contigo. Tradicional, pero con un toque cítrico y a la par dulce, ¡exquisita!

INGREDIENTES

120 ml de agua
60 ml de zumo de limón
50 g de azúcar
1 cucharada de AOVE
3 g de salvia
3 g de agar-agar
sal

ELABORACIÓN

1 — Exprime uno o dos limones hasta obtener 60 ml de zumo. Viértelo en una olla pequeña y agrega el agua, el azúcar, el aceite y las hojas de salvia, y cocina a fuego bajo hasta que comience a hervir. Ahora, espolvorea el agar-agar por toda la superficie de la olla y bate con una varilla 2 o 3 minutos. Es importante que no dejes de remover la mezcla para evitar que se formen grumos. No obstante, si encuentras alguno, basta con pasar la salsa por la batidora.
2 — Sírvela en un bote de cristal con tapa y guárdala en la nevera para aderezar, por ejemplo, tus ensaladas o tu pasta favorita.

SNACK CRUJIENTE DE BIMI Y MAÍZ

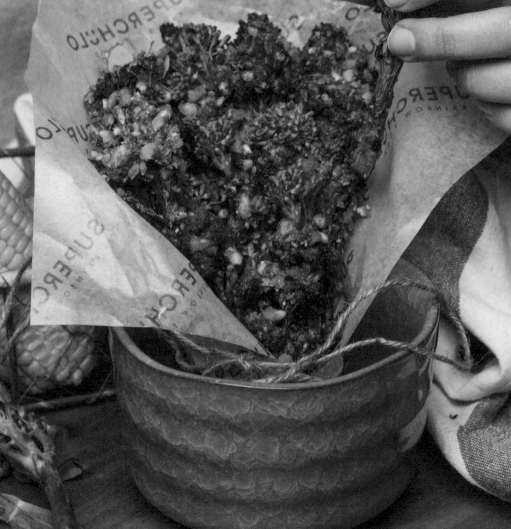

 Picnic  Dificultad media 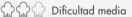 x4 Raciones Sin gluten

Una forma saludable de disfrutar de un picoteo entre horas e incluir verduras en tu dieta. Además de no ser nada clásico, este «rebozado» contiene un extra de nutrientes, ya que incluye lino y dátiles, que aportan, entre otros muchos beneficios, energía, fibra y omega 3.

INGREDIENTES

400 g de maíz tostado (tipo kiko)
300 g de bimi

Para el rebozado
140 ml de agua
20 g de lino molido
8 dátiles sin hueso
1 cucharada de leche de soja
1 cucharada de tamari
AOVE

ELABORACIÓN

1 — Comienza mezclando el lino molido con el agua en un bol, remueve bien y guárdalo en la nevera 15 minutos. La mezcla debe quedar glutinosa, similar en apariencia al huevo batido. Mientras tanto, tritura el maíz tostado hasta obtener trozos pequeños. Lava las ramas de bimi. Transcurridos los 15 minutos, añade a la mezcla de lino y agua la leche de soja, el tamari y los dátiles. Tritura la mezcla hasta que quede bien batida.

2 — Ahora precalienta el horno a 180 °C y, sobre una bandeja, reboza las ramas de bimi. Primero remoja el bimi en la mezcla líquida y posteriormente cúbrelo con el crujiente de maíz. Agrega un chorrito de aceite y hornea 20 minutos.

RAINBOW TIPS

Si no vas a comerlos de forma inmediata, puedes guardarlos en la nevera. Cuando vayas a consumirlos, un toque de horno o freidora de aire hará que retomen su crujiente natural. Así estarán mucho más ricos.

TOFU CREMOSO ESTILO HUEVO REVUELTO CÚRCUMA

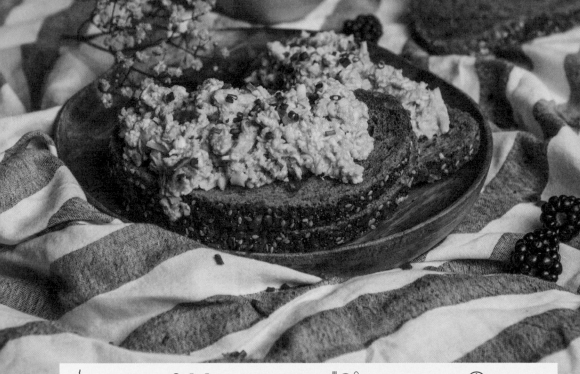

 Desayuno   Dificultad baja x2 Raciones Sin gluten

La receta definitiva para reconciliarte con el tofu. Hay muchas formas de cocinar estos «no huevos» revueltos para el desayuno, pero te aseguro que esta forma es «la forma». Tras muchas pruebas, he conseguido que, además de ricos, queden jugosos y cremosos.

INGREDIENTES

150 g de tofu
230 ml de agua
22 g de margarina
1 ½ cucharadita de cúrcuma
1 ½ cucharada de sémola de arroz
1 ½ cucharadita de cebolla en polvo
1 ½ cucharadita de almidón de maíz
sal y pimienta

ELABORACIÓN

1 — Coloca en una olla 150 ml de agua, la cúrcuma, la cebolla en polvo y la sémola de arroz. Deja cocer a fuego medio removiendo ocasionalmente para evitar que se pegue.
2 — Mientras tanto, ralla el tofu en finas hebras. Te recomiendo que utilices tofu firme para evitar que se desgrane al rallarlo.
3 — Una vez que la sémola esté hidratada, agrega el tofu rallado, la margarina y 80 ml de agua. Cocina a fuego bajo unos minutos, removiendo lenta y constantemente. Agrega el almidón de maíz y rectifica con un par de cucharadas de agua si notas que la mezcla se seca. Remueve con varillas para evitar que se formen grumos y salpimienta al gusto.
4 — Puedes servirlo junto con tostadas de pan de hogaza y cebollino fresco.

RAINBOW TIPS

Puedes emplatarlo junto con tostadas de pan de hogaza y cebollino fresco. Sírvete una buena taza de café y disfruta.

PANNA COTTA DE LIMÓN

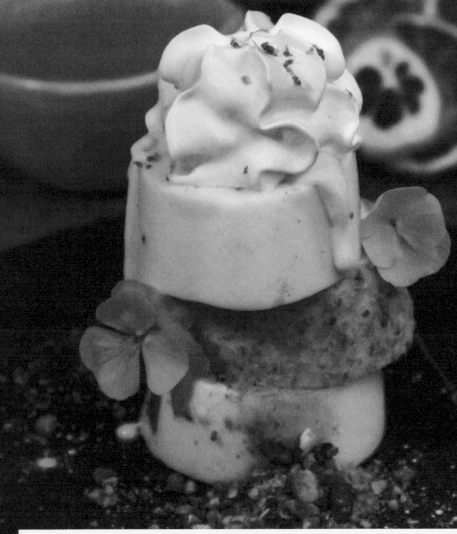

 Postre Dificultad baja 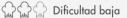 x8 Raciones Sin gluten

La base del famoso lemon pie del restaurante. Nada algo tan sencillo y saludable ha podido ser antes un irresistible postre como lo es esta panna cotta de leche de coco y limón. El equilibrio perfecto entre dulce y el ácido del limón. El postre ideal para las personas a las que no les gusta mucho el dulce empalagoso.

INGREDIENTES

500 ml de leche de coco
330 ml de zumo de limón
80 g de azúcar ecológico
60 g de almidón de maíz
la ralladura de 1 limón

ELABORACIÓN

1 — Empieza colocando a fuego bajo una olla con la leche de coco, el azúcar ecológico y la ralladura de limón. Deja infusionar 10 minutos. Ten cuidado de que la ralladura no tenga la parte blanca de la cáscara, así evitarás sabores amargos. Después, cuela la infusión para retirar la ralladura de limón y devuélvela a la olla.

2 — Mientras tanto, mezcla el zumo de limón con el almidón de maíz, removiendo con una varilla para que no se formen grumos. Agrega la mezcla anterior a la olla, reduce el fuego al mínimo y remueve 20 minutos hasta obtener una consistencia cremosa. Notarás que la mezcla va espesándose poco a poco. Pasado el tiempo necesario para que la crema esté en su punto, vuélcala en un molde de silicona para magdalenas y deja enfriar en la nevera un par de horas.

3 — Para servirla, simplemente desmonta la panna cotta del molde, colócala en un plato y acompaña con mermelada de limón y hojas de menta.

RAINBOW TIPS

Para decorar, puedes utilizar nata y algún *topping* crujiente. En Superchulo nos gusta con maíz deshidratado, pero puedes utilizar frutos secos o cualquier *crunch* que tengas en casa.

VERDE
NATURALEZA
SANACIÓN

- Ensalada templada de garbanzos al pesto
- Aguachile de matcha verde
- Crema fría de aguacate y manzana
- Carpaccio de calabacín y piñones
- Tofu en salsa verde de guisantes
- Pan bao de espinacas
- Bombones de kiwi
- Helado de aguacate y cacao

El verde es el primer color frío del arcoíris, el que da paso a otros colores en el mismo tono. También es el chacra corazón, que nos habla de equilibrio y curación. En este capítulo encontrarás recetas para cuidar nuestro cuerpo y limpiar la energía de nuestra vida.

Espinaca, kiwi, calabacín, aguacate, manzana, albahaca, guisantes.

ENSALADA TEMPLADA DE GARBANZOS AL PESTO

 Ensalada   Dificultad media   x2 Raciones   Sin gluten

No miento si digo que es el mejor pesto del mundo, al menos es mi favorito. Partiendo de esa base, todo lo que lo lleve se convierte en un plato exquisito. Por eso no podía dejar de compartir por aquí esta estupenda receta que lo incluye. Pruébalo en esta nutritiva y completa ensalada templada de garbanzos, y trata de que te sobre para utilizarlo más de una vez, ¡lo agradecerás!

INGREDIENTES

260 g de garbanzos cocidos
1 berenjena grande
60 g de espinacas
60 g de maíz dulce
aceite de oliva virgen extra
sal y pimienta
hierbas provenzales

Para el pesto de albahaca
50 ml de aceite de oliva virgen extra
20 g de harina de almendras
20 ml de agua
15 g de albahaca
8 g de espinaca
1,6 g de ajo
sal

ELABORACIÓN

1 — Corta la berenjena por la mitad, agrégale aceite, sal, pimienta y hierbas provenzales. Coloca las mitades en el horno unos 20 minutos a 180 °C hasta que estén tiernas. Luego, retíralas del horno y deja que se enfríen. Después, quítales la piel, las semillas y córtalas en dados de 1 cm.

2 — Mientras tanto, puedes hacer el pesto. Para ello, coloca todos los ingredientes, a excepción del aceite, en la batidora y procésalos hasta obtener una pasta. Agrega el aceite poco a poco, sin dejar de batir, hasta que emulsiones.

3 — Último paso, saltear los ingredientes. Primero, escurre los garbanzos y saltéalos con aceite y sal a fuego fuerte unos minutos, retira y sigue con las hojas de espinaca. Saltéalas 2 minutos y vuélcalas en un bol junto con los garbanzos. Agrega la berenjena y mezcla hasta que los ingredientes se fusionen.

4 — Para emplatar, coloca la mezcla de espinaca, berenjena y garbanzos en la base de un plato, añade el maíz y termina con unas cucharadas de pesto al gusto.

RAINBOW TIPS

Puedes darle un toque *crunchy* si sustituyes los garbanzos por nuestros garbanzos crujientes de la página 112.

AGUACHILE DE MATCHA VERDE

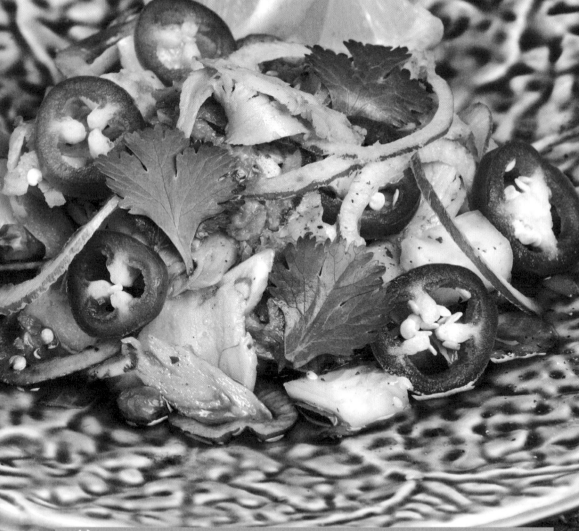

 Ensalada Dificultad baja   x2 Raciones Sin gluten

Muchas veces tendemos a pensar que comer de forma vegetal es renunciar a ciertos sabores, como los de un buen ceviche. Con este aguachile podrás disfrutar de su sabor tradicional con el toque mexicano que lo caracteriza. Céntrate en crear una buena «agua de pimienta», que es lo que le da carácter al plato, y agrégale el toque de matcha para hacer una fusión méxico-japonesa superchula.

INGREDIENTES

150 g de bocados vegetales
   de proteína de soja
1 pepino grande
1 cebolla pequeña morada
el zumo de 1 limón
sal

Para la salsa

60 ml de agua
2 jalapeños verdes
2 cucharadas de té matcha
el zumo de ½ lima
2 cucharaditas de pimienta roja
cilantro fresco

ELABORACIÓN

1 — Desmenuza los bocados vegetales y colócalos en un bol junto con el zumo de limón. Deja macerar 10 minutos en la nevera. Después, escurre el zumo y reserva la proteína.

2 — Para la salsa, pon a hervir el agua con el té matcha. Una vez que esté hirviendo, agrega 2 cucharaditas de pimienta roja y el zumo de media lima. Luego añade los jalapeños sin las pepitas y 4 ramas de cilantro. Tritura ligeramente. Lo ideal es notar algún trocito entero de jalapeño, así que, si prefieres una textura más gruesa, puedes machacar la mezcla con un mortero. Por último, pica el pepino en dados y la cebolla en juliana, y mézclalos con la proteína desmenuzada.

3 — Para el emplatado, coloca la mezcla anterior sobre un plato, agrega la salsa por encima y decora con hojas de cilantro. Sazona al gusto.

RAINBOW TIPS

Para una decoración natural, agrega los ingredientes que lleva el interior del plato. En este caso, queda fenomenal poner un gajo de limón y trozos de jalapeño.

CREMA FRÍA DE AGUACATE Y MANZANA

 Plato de cuchara Dificultad baja x2 Raciones Sin gluten

CARPACCIO DE CALABACÍN Y PIÑONES

 Picnic Dificultad baja x2 Raciones Sin gluten

Decir gazpacho es como decir verano, ¡sí! Pero ¿y si te sienta mal el tomate o te apetece variar un poco? Prueba esta sopa o crema fría de aguacate con toque ácido de manzana y menta. Se convertirá en uno de tus platos favoritos.

INGREDIENTES

150 ml de agua
90 ml de leche de soja
2 aguacates
1 manzana verde
el zumo de ½ lima
3 cucharadas de AOVE
menta fresca
sal y pimienta

ELABORACIÓN

1 — Coloca en la batidora los trozos de la manzana previamente pelada y cortada, agrega el aguacate y cinco hojas de menta. Incorpora el zumo de lima, el agua, la leche de soja y el aceite. Tritura hasta obtener una mezcla suave y homogénea. Puedes agregar más o menos agua, según la consistencia que quieras darle. Salpimienta al gusto y ¡listo!
2 — Para servirla, decora el plato con unas hojas de menta fresca y unas gotas de aceite.

Una receta sencilla y muy saludable, ideal como entrante o para acompañar tus platos principales. Las verduras crudas conservan todas sus vitaminas y nutrientes, así que trato siempre de incorporarlas a una alimentación equilibrada, y este es un muy buen modo de hacerlo, para no aburrirnos con las mismas formas de consumirlas de siempre.

INGREDIENTES

2 calabacines
20 g de rúcula
1 cucharada de piñones

Para la salsa cítrica
20 ml de zumo de limón
60 ml de AOVE
mezcla de pimientas
sal y pimienta

ELABORACIÓN

1 — Prepara el aliño. Bate con varillas el zumo de limón y el aceite, con sal y pimienta al gusto, hasta formar una emulsión. Reserva la salsa en la nevera.
2 — Para el carpaccio, pela el calabacín y lamínalo a lo largo con la ayuda de un pelador o mandolina, sin llegar al centro para evitar las pepitas. Trata de no utilizar las primeras capas de calabacín para que todas las láminas sean de tamaño regular, aproximadamente un ancho de 3-4 cm.
3 — ¡Todo listo! Para que tenga una estética similar a la del emplatado de carpaccio, toma una por una las láminas de calabacín y envuélvelas en sí mismas formando rollitos. Coloca un rollito tras otro y vuelca uniformemente la salsa por encima. Pon la rúcula en el centro y añade cuidadosamente los piñones sobre los rollitos de calabacín.

TOFU EN SALSA VERDE DE GUISANTES

 Plato principal   Dificultad baja   x2 Raciones   Sin gluten

No soy muy fan del tofu, pero como es una gran fuente de proteína y calcio me gusta incluirlo en mi día a día. Por eso tengo que encontrar recetas donde se incorpore enmascarado entre los otros ingredientes. Con este plato consigo que me encante, ¡y eso ya es mucho decir!

INGREDIENTES

500 g de guisantes cocidos
240 g de tofu firme
200 g de judías verdes cocidas
2 cucharadas de tamari
2 cucharadas de aceite de
  sésamo
sal y pimienta
sésamo negro

ELABORACIÓN

1 — Comienza procesando los guisantes en la batidora hasta obtener una mezcla cremosa. Una vez que alcances la consistencia deseada, pásalos por el colador para quitar los restos de piel. Salpimienta al gusto y reserva la mezcla en la nevera. Si al colarla notas que la crema queda muy espesa, puedes añadir unas cucharadas de caldo de verduras.

2 — Luego, utiliza un wok o una sartén profunda para saltear con aceite de sésamo las judías verdes cortadas en mitades. Cuando se hayan dorado, corta el tofu en dados de 1,5 cm, añade la salsa tamari y saltea junto con las judías.

3 — Una vez dorado el tofu, vierte la crema de guisantes y deja reducir a fuego bajo unos minutos. Ya tienes listo tu wok para emplatar. Sobre un plato hondo, vierte tu wok en salsa y disfruta con un trocito de pan o con tus *crackers* favoritas.

RAINBOW TIPS

Decora con semillas de sésamo negro. También puedes reservar un par de cucharadas de tofu y judías salteadas antes de agregar la crema para decorar por encima del emplatado, de forma que se vean todos los ingredientes.

PAN BAO DE ESPINACAS

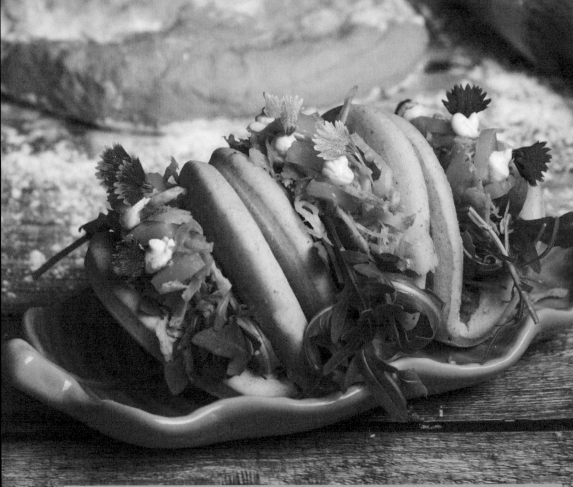

 Plato principal   Dificultad alta   x8 Raciones

Te cuento «en secreto» la receta del pan bao más saludable y delicioso del mundo. ¿Sabías que estos ricos panecillos suelen llevar grasa animal, mucho azúcar y aceites vegetales hipersaturados? Ya no tienes la necesidad de consumir ese tipo de alimentos, ahora puedes comerte un buen bao lleno de nutrientes e ingredientes esenciales como las espinacas o el aceite de oliva virgen extra. ¡Sí, se puede!

INGREDIENTES

400 g de harina con levadura
160 ml de leche de soja
80 ml de agua
20 ml de AOVE
1 taza de espinacas
2 cucharaditas de azúcar de panela
5 g de levadura en polvo

ELABORACIÓN

1 — Para hacer la masa, tritura la espinaca con los 80 ml de agua en la batidora un minuto. Añade la leche de soja y el aceite, y bate de nuevo.

2 — Por otro lado, coloca en un bol la harina, la levadura en polvo y el azúcar. Incorpora lentamente la mezcla líquida sobre la mezcla seca y amasa hasta obtener un bollo de color y textura uniformes. Tapa el bol con un paño limpio y deja reposar una hora. Transcurrido el tiempo, notarás que el bollo ha aumentado de tamaño, es hora de armar los panecillos.

3 — Estira y corta la masa en 8 partes iguales, amásalas y estíralas nueva y lentamente dándoles forma ovalada de 1 cm de grosor y 10 cm de diámetro. Deja que reposen 20 minutos. Recuerda tapar con un paño limpio o una servilleta.

4 — Después, cocina durante 15 minutos a fuego lento en una vaporera u olla con rejilla para que los panecillos no toquen el agua. Para evitar que se peguen a la olla o recipiente, coloca una hoja de papel de horno. Recuerda tapar la olla para que la cocción se haga correctamente. Rellena los baos con tus verduras y proteínas favoritas. ¡Y a disfrutar!

RAINBOW TIPS

Si quieres disfrutar de un buen relleno, ve a la página de nuestro Dear Boniato y prepara el guiso de proteína vegetal, termina con la salsa de queso de patata de la página 65 y sirve con unas hojas verdes o germinados.

BOMBONES DE KIWI

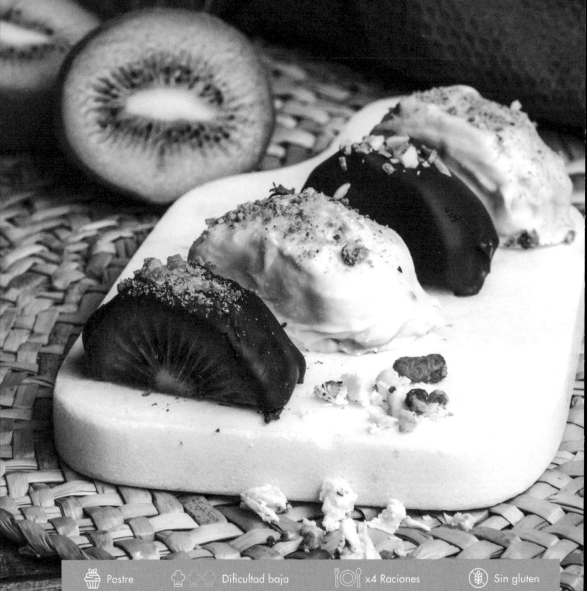

Postre   Dificultad baja   x4 Raciones   Sin gluten

Me gusta mucho la fruta, pero me cuesta comerla cada día, ¿te suena? Con esta receta te aseguro que será sencillo. Los chocolates los puedes guardar en la nevera y disponer de ellos siempre que quieras. Y por el resto, es cortar fruta y ¡listo! Funde un poco el chocolate y a disfrutar de esta supermerienda.

INGREDIENTES

2 kiwis
100 g de chocolate negro puro
frutos secos

Para el chocolate blanco vegano
65 g de manteca de cacao
10 ml de leche de soja en polvo
30 g de eritritol
vainilla

RAINBOW TIPS

Para que el chocolate se adhiera mejor a la fruta, te recomiendo que antes de bañar los trozos de kiwi los seques con papel de cocina para eliminar la mayor cantidad de líquido posible.
Si quieres agilizar el proceso y que el chocolate blanco sea más consistente en menor tiempo, agrega una cucharada de crema de anacardos antes de llevarlo a la nevera. Se puede comprar en cualquier herbolario.

ELABORACIÓN

1 — El plato incluye dos tipos de bombones, unos de chocolate blanco y otros de chocolate negro. Por tanto, hay que preparar las coberturas con ambos tipos de chocolate. Pela y corta los kiwis con forma de medialuna. Funde el chocolate negro al baño maría a fuego medio, remueve constantemente hasta que se haya fundido por completo. Puedes añadir una cucharada de sirope de agave para endulzar el chocolate.

2 — Para elaborar el chocolate blanco, funde al baño maría la manteca de cacao y prepara los ingredientes. Ten en cuenta que el eritritol tiene que estar muy procesado, similar a la textura del azúcar glas. Una vez que la manteca se haya fundido, mezcla el eritritol y la leche de soja en polvo en un bol, vierte la manteca de cacao y remueve con unas varillas hasta que los ingredientes queden completamente fusionados. Reserva en la nevera aproximadamente media hora.

3 — Mientras tanto, elabora los bombones de chocolate negro. Baña los trozos de kiwi y disponlos sobre una lámina de silicona o papel de horno. Decora con frutos secos cortados a cuchillo. Puedes utilizar pistachos, almendras o deja volar tu imaginación y busca el *topping* que más te guste. Guarda en la nevera para que el chocolate endurezca más rápido. Realiza la misma acción con el chocolate blanco, teniendo en cuenta que necesitarás bañarlos más de una vez para obtener una capa consistente de chocolate.

HELADO DE AGUACATE Y CACAO

 Postre Dificultad baja x4 Raciones Sin gluten

¿Fan del aguacate? Sí a todo y en todo. Mas allá de la clásica *avocado toast*, el aguacate aporta potasio, grasas saludables y ácido fólico. Por eso, es un alimento imprescindible en mis menús semanales. Además, es superversátil y se puede utilizar tanto en platos salados como en recetas dulces. ¿Te atreves con el helado de aguacate? Te encantará.

INGREDIENTES

2 aguacates
200 ml de leche de avena sin gluten
2 cucharadas colmadas de cacao desgrasado
6 cucharadas de sirope de agave
2 cucharaditas de vainilla

Para la cobertura
chocolate negro
sal en escamas
frutos secos

ELABORACIÓN

1 — Corta los aguacates por la mitad, quítales la piel y el hueso. Colócalos en la batidora junto con el cacao y la leche de avena, y tritura hasta obtener una crema homogénea. Incorpora el sirope de agave y la vainilla a la mezcla anterior y remueve. Pasa la mezcla a un molde para helado y guárdalo en el congelador un par de horas.

2 — Una vez que estén congelados, puedes añadirles la cobertura. Funde el chocolate negro al baño maría para evitar que se queme. Decora los helados con el chocolate fundido. Con la ayuda de una cuchara, dibuja en forma de zigzag y reparte los frutos secos cortados a cuchillo y la sal en escamas.

3 — Vuelve a congelar los helados, ¡y listo! Ya tienes un postre rico y saludable.

RAINBOW TIPS

Puedes encontrar moldes para paletas de helado con formas decorativas Superdivertidas.

AZUL
EXPRESIÓN

- Sushi de coliflor
- Ensalada de patata azul
- Porridge de avena y flores
- Tarta de arándanos a la sartén
- Smoothie bowl de espirulina azul
- Miel de uvas

El azul es el chacra de la comunicación.
El color de la reflexión y la expresión. Y qué mejor forma
de comunicarse que desde la alegría y la diversión. En este
capítulo te traigo recetas curiosas, trampantojos y alguna
locura más, para no volver a escuchar que en la cocina
no se juega... ¿Cocinamos?

Arándanos, patata azul, flores aromáticas, espirulina, uvas
negras, algas.

SUSHI DE COLIFLOR

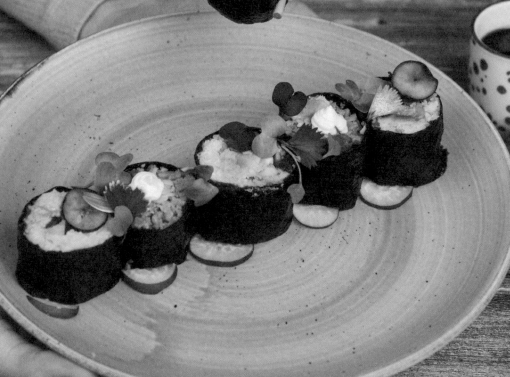

 Picnic Dificultad baja x2 Raciones Sin gluten

Muchas veces asociamos las recetas a la forma tradicional de hacerlas. Pero ¿y si cambiamos el ingrediente principal? La coliflor se adapta en forma al arroz del sushi una manera estupenda de comerla sin su sabor y aspecto habituales.

INGREDIENTES

160 g de coliflor
1 zanahoria
1 aguacate
1 pimiento azul
1 pepino
2 cucharadas de vinagre de
  arroz
1 cucharada de sirope de agave
alga nori
sal

ELABORACIÓN

1 — Coge unos tallos de coliflor y pásalos por la parte fina del rallador. Asegúrate de obtener aproximadamente 160 g de coliflor ya procesada tras este primer paso. Para facilitar el proceso, vuelca la coliflor en un colador y sumérgelo en agua hirviendo con sal 5 minutos. A continuación, retira el colador y escúrrelo bien para que la coliflor quede lo más seca posible. Pásala a un bol y añade el vinagre de arroz, el sirope de agave y sal al gusto. Mezcla bien y deja que se enfríe. Mientras tanto, corta los vegetales en bastones finos, a excepción del aguacate, que debes machacar.

2 — Para montar los rollitos, utiliza una esterilla de sushi. Humedece las manos y pon la hoja de alga nori en la esterilla, coloca una base de coliflor, son un par de cucharadas, y aplasta, dejando unos centímetros libres de cada lado. Luego coloca 2 cucharadas de aguacate machacado en el centro sobre la coliflor y aplasta; continúa con el resto de los vegetales, colocando un par de bastones de cada uno por encima del aguacate. Con la ayuda de la esterilla, cierra el roll, asegúrate de que esté bien prensado y córtalo en trozos de 2 cm.

3 — Sirve tus rollitos acompañados de salsa de soja o tamari.

RAINBOW TIPS

Utiliza coliflores de colores para darle un toque rainbow. Yo he utilizado blanca y morada.

ENSALADA DE PATATA AZUL

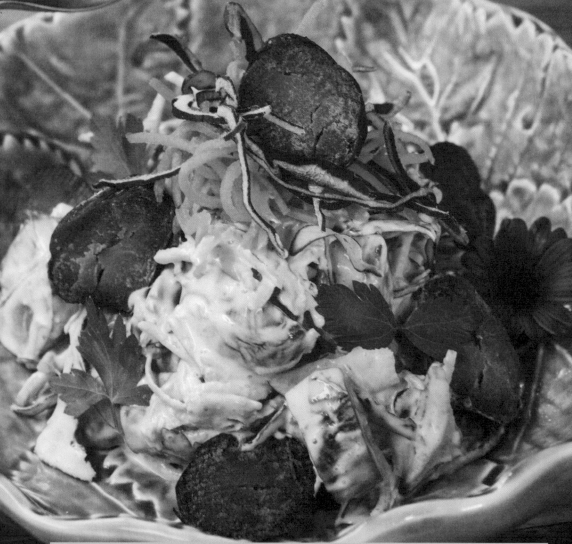

 Ensalada   Dificultad media   x2 Raciones   Sin gluten

Nuestro famoso alioli es el protagonista de esta rica ensalada de patatas llena de color. Inspirada en las ensaladas alemanas, esta receta te servirá como entrante en cualquier comida.

INGREDIENTES

300 g de patata morada
80 g de lombarda
80 g de zanahoria
40 g de alioli vegano
perejil
una cucharada de AOVE
una cucharada de vinagre de
  manzana
sal

Para el alioli

170 ml de leche de soja
260 ml de AOVE
½ diente de ajo
hojas de perejil
sal

ELABORACIÓN

1 — Comienza horneando las patatas con aceite y sal 30 minutos a 180 °C.
2 — Prepara el alioli. Coloca en un vaso batidor la leche de soja, el ajo, el perejil y una pizca de sal, vuelca la mitad del aceite, lleva la batidora de mano hacia el fondo del vaso y licua a máxima potencia. Agrega poco a poco el resto del aceite hasta que se forme una emulsión.
3 — Una vez que las patatas se hayan enfriado, córtalas en trozos uniformes, pica la lombarda en juliana y ralla la zanahoria. Aliña la lombarda con una cucharada de vinagre de manzana, una de aceite y sal al gusto. Deja macerar durante 10 minutos.
4 — Para el emplatado, una vez que tengas todos los ingredientes, disponlos en un plato hondo agregando el alioli vegano y removiendo hasta que quede uniforme. Decora con hojitas de perejil para darle un toque fresco.

RAINBOW TIPS

Puedes guardar el alioli sobrante en un frasco de vidrio en la nevera para usarlo durante los siguientes 3 días. ¡Delicioso!

PORRIDGE DE AVENA Y FLORES

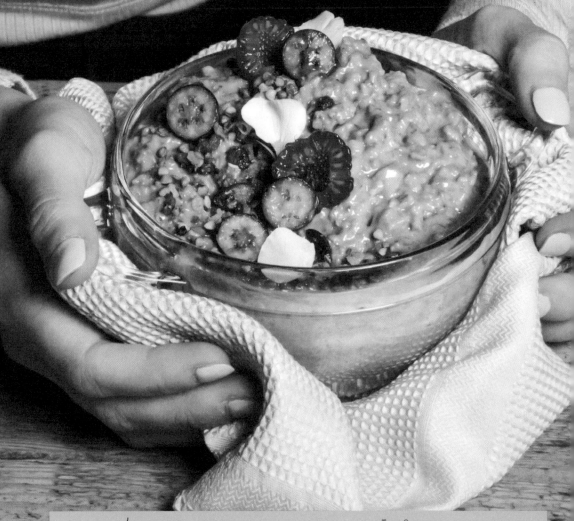

 Desayuno  Dificultad baja x2 Raciones

¡La flor de guisante de mariposa es un tinte natural increíble! La descubrí hace un tiempo buscando infusiones que tintaran para hacer tés fríos. Proviene de Tailandia y no tiene cafeína. Pruébala para darles un toque divertido a tus postres, bebidas o a esta receta de porridge, ya que es 100 % natural y de sabor muy neutro.

INGREDIENTES

300 ml de agua
100 ml de leche de avena
100 g de avena fina
5 g de flor de guisante de mariposa
una cucharada de sirope de agave
fruta fresca

ELABORACIÓN

1 — Comienza preparando la infusión. Coloca el agua en un cazo junto con las flores y, una vez que empiece a hervir, baja el fuego y deja infusionar 10 minutos. Con la ayuda de un colador, retira las flores y añade la avena. Remueve ocasionalmente para que no se pegue. Agrega lentamente la leche de avena y una cucharada de sirope de agave, mezcla bien y cocina a fuego lento hasta obtener una consistencia cremosa.

2 — Para servir el plato, coloca el porridge en un bol o una copa de postre y decóralo con fruta por encima. Puedes utilizar plátano, frambuesas, arándanos, fresas o frutos secos.

RAINBOW TIPS

Si haces más cantidad, puedes utilizarlo varias veces. Tras sacar de la nevera, calienta el porridge en una olla a fuego lento con un poco de leche de avena y sirve del mismo modo.

TARTA DE ARÁNDANOS A LA SARTÉN

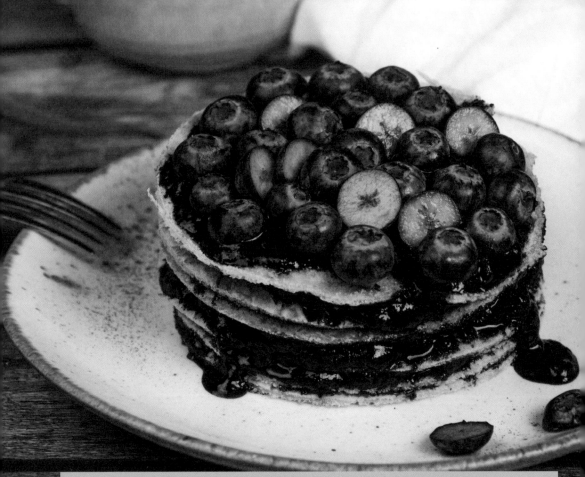

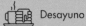 Desayuno 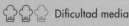 Dificultad media  x4 Raciones

Tengo que confesar que no soy muy de bizcochos al horno. Los disfruto cuando los cocina otra persona. A mí me gusta más hacer tartaletas de este tipo. Rápidas, sencillas y ¡riquísimas! Esta tarta de crepes te encantará sobre todo por lo versátil que es. Hazla de tamaño individual con un molde pequeño o de tamaño familiar con una sartén grande y muchas capas de crepes.

INGREDIENTES

200 g de harina
400 ml de leche de avena
1 plátano
1 puñado de arándanos frescos
sirope de agave
margarina
vainilla

Salsa de arándanos
500 g de arándanos
200 g de azúcar de panela
150 ml de zumo de naranja

ELABORACIÓN

1 — Comienza con la salsa de arándanos. Lava los arándanos y colócalos en una olla a fuego medio con el zumo de naranja. Cocina 15 minutos aproximadamente. Cuando comience a hervir, agrega el azúcar e inmediatamente baja el fuego al mínimo. Deja que se reduzca al menos 40 minutos, removiendo con cierta frecuencia para evitar que se pegue a la olla. Pasado este tiempo, retira del fuego y deja que se vaya enfriando a temperatura ambiente.

2 — Mientras la salsa se enfría, cocina las crepes, que serán la base de tu tarta. En un vaso batidor coloca el plátano en trozos, la leche de avena y la harina. Procesa hasta que la mezcla quede bien batida. De forma opcional puedes agregar una cucharada de agave y un toque de vainilla.

3 — Calienta una sartén, agrega un trocito de margarina para evitar que se peguen las crepes y vuelca la mezcla con un cucharón. Intenta que la cantidad de mezcla sea siempre la misma para que las crepes tengan un tamaño uniforme. Cocina cada crepe a fuego medio aproximadamente un minuto por cada lado.

4 — Para emplatar arma la tarta en capas, coloca una crepe, unas cucharadas de salsa y repite esta acción hasta terminar las elaboraciones. Puedes decorar la tarta con arándanos frescos.

RAINBOW TIPS

Si quieres que la presentación sea perfecta, corta las crepes con un molde antes de montar la tarta. Puedes utilizar arándanos congelados para elaborar la salsa.

SMOOTHIE BOWL DE ESPIRULINA AZUL

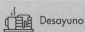 Desayuno  Dificultad baja 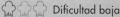 x2 Raciones Sin gluten

Tomar batidos de frutas fresquitos para desayunar en verano es, sin duda, uno de mis hábitos favoritos. En esta receta te enseño cómo hacer un rico helado pitufo 100 % natural y sin azúcar. Puede ser líquido como el smoothie azul de Superchulo o más espeso para comerlo con frutas y granola, como el que propongo a continuación.

INGREDIENTES

2 plátanos
200 ml de leche de coco en lata
150 ml de leche avena sin gluten
1 cucharadita de espirulina azul
granola casera
frutas frescas

ELABORACIÓN

1 — Trocea los plátanos y ponlos a congelar 12 horas. Una vez que estén congelados, pásalos al vaso batidor junto con la leche de coco, la espirulina azul y la leche de avena. Tritura a potencia máxima unos minutos hasta lograr una consistencia muy cremosa.

2 — Sirve el smoothie en un bol y decora con granola casera, fresas laminadas, plátano y frambuesas. Recuerda refrigerar el smoothie para que no pierda su textura original. Puedes guardarlo en el congelador y retirarlo 15 minutos antes de consumir. Para la granola puedes utilizar la receta de las barritas de frutos secos y naranja en la página 53.

RAINBOW TIPS

Si quieres beberlo en vaso y con pajita, quita un plátano y añade 50 ml más de leche de avena o soja. Si de lo contrario quieres conseguir la textura de helado, reduce a 50 ml la leche de coco en lata y deja reposar en el congelador media hora.

MIEL DE UVAS

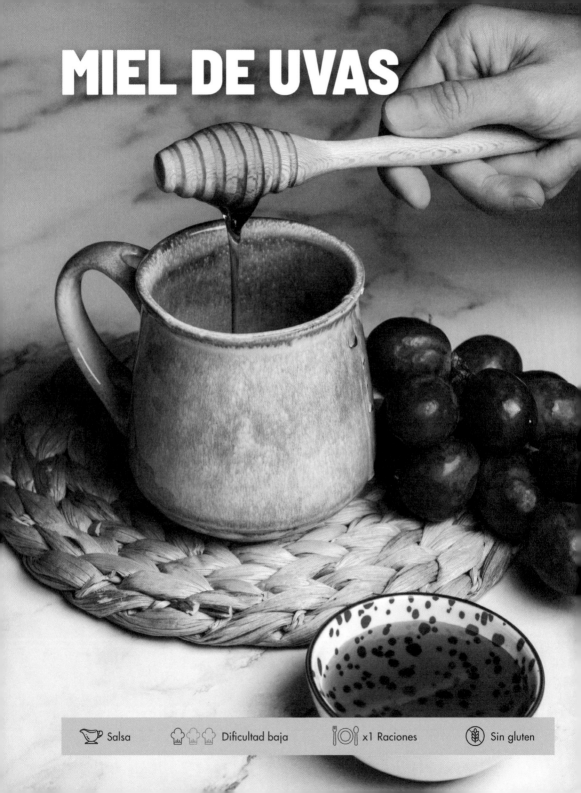

Salsa · Dificultad baja · x1 Raciones · Sin gluten

Esta fácil receta es la forma perfecta de utilizar las uvas cuando se están quedando pochas. No tiene mucho misterio y el resultado es delicioso. Similar a la miel o el sirope de agave, pero con un sabor intenso a uva.

INGREDIENTES

440 g de uva azul sin semillas
400 g de azúcar
1 cucharada de vinagre de manzana

ELABORACIÓN

1 — Lava las uvas y córtalas por la mitad. Es importante que no tengan semillas; si no consigues uvas sin semillas, debes retirarlas manualmente. Colócalas en un bol junto con el azúcar y el vinagre. Remueve hasta que los ingredientes queden bien integrados. Tapa el bol con un paño y déjalo reposar en la nevera entre 12 y 24 horas. Remueve ocasionalmente y ten en cuenta que, cuanto más se refrigere, más jugo irá liberando la uva.

2 — Pasado este tiempo, retira de la nevera, cuela el contenido para eliminar la piel y pulpa de la uva. Coloca el líquido sobrante en una olla y reduce a fuego medio unos 15 minutos. Notarás como va espesando, caramelizando y cogiendo una consistencia similar a la miel.

RAINBOW TIPS

Una vez que se haya templado, transfiérelo a un bote de cristal con tapa y guárdalo en la nevera para endulzar, por ejemplo, tu yogur, tus tostadas o tus pasteles favoritos.

ÍNDIGO
EXPERIMENTACIÓN
DIVERGENCIA

- Pad thai con fideos de calabacín
- Sopa tailandesa de coco y tofu
- Risotto de maíz y trufa
- Crackers de semillas y lino
- Snack de garbanzos crujientes con algas
- Brownie de Superchulo

El color de la sabiduría interior, el chacra del tercer ojo y mi capítulo mágico. Un homenaje a los ingredientes más asombrosos que conozco. Recetas, pócimas y brujería natural para platos llenos de magia.

Cacao, algas, semillas, trufa, fermentos, setas.

PAD THAI CON FIDEOS DE CALABACÍN

 Plato principal   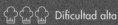 Dificultad alta    x2 Raciones   Sin gluten

Os aseguro que esta salsa de setas triunfará en vuestra casa. Es la combinación perfecta de sabores: la acidez de la lima, el carácter del cilantro, el tostado de los cacahuetes… ¡sobran las palabras! En el libro te muestro la receta con fideos de calabacín porque me gusta hacer cambios que incluyan más verduras, pero también podéis hacerlo con fideos de arroz o trigo.

INGREDIENTES

2 calabacines
100 g de zanahoria
50 g de cacahuete
20 ml de aceite de sésamo
ají rojo deshidratado
lima
hojas de cilantro
sal

Para la salsa de setas
200 g de setas shiitake
100 g de azúcar ecológico
15 g de pasta de tamarindo
2 cucharadas de tamari
2 cucharadas de AOVE

ELABORACIÓN

1 — Empieza preparando la salsa. Corta las setas en brunoise y póchalas con aceite en una sartén a fuego medio. Una vez salteadas, añade el tamari, la pasta de tamarindo y el azúcar. Deja reducir 10 minutos. A continuación, tritura la mezcla en una batidora unos minutos hasta obtener una salsa homogénea de consistencia espesa.

2 — Para preparar los tallarines, coloca el calabacín sin pelar en el espiralizador para obtener los fideos. Saltéalos unos minutos con aceite de sésamo y sal al gusto. Ten en cuenta no saltearlos en exceso para que no pierdan su consistencia. Por último, ralla la zanahoria y trocea los cacahuetes a cuchillo, añádelos a la sartén junto con el calabacín y, seguido, agrega la salsa de setas. Remueve hasta que los ingredientes se integren bien. Si notas que la salsa ha quedado muy espesa, puedes agregarle unas cucharadas de agua.

3 — Para el emplatado, sirve la mezcla en un plato y decora con hojas de cilantro, ají rojo deshidratado y lima.

RAINBOW TIPS

Si quieres darle un toque final, reserva unas cuantas setas shiitake, córtalas en láminas y saltéalas 2 minutos a fuego fuerte. Añádelas por encima del plato como *topping*.

SOPA TAILANDESA DE COCO Y TOFU

 Plato de cuchara 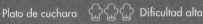 Dificultad alta x4 Raciones Sin gluten

Esta sopa es una versión de la veggie TomKha que servíamos el primer año que abrimos el restaurante. En Tailandia suele hacerse con pollo, como indica el nombre de TomKha kai o gai, que literalmente significa «Sopa galangal de pollo». Sin embargo, el tofu le aporta un textura peculiar y deliciosa.

INGREDIENTES

1 l de leche de coco de lata
1 l de caldo de verduras
200 g de tofu firme
100 g de setas shiitake
2 tomates
1 cebolla pequeña
20 g de galangal
6 hojas de lima kaffir
2 cucharadas de
sirope de agave
el zumo de 1 lima
2 cucharaditas de chile seco
2 dientes de ajo
aceite de sésamo
una pizca de sal
cilantro fresco

ELABORACIÓN

1 — Corta el tofu en dados de 1 cm y sofríelo con aceite de sésamo y sal en una olla a fuego medio. Cuando esté sellado, añade la leche de coco, el caldo de verduras, el chile seco y el ajo rallado. Deja que la mezcla hierva durante unos minutos.

2 — Mientras tanto, corta los tomates y la cebolla en juliana. Agrega las verduras al caldo junto con una pizca de sal y deja que se siga reduciendo. El fuego tiene que estar suficientemente fuerte como para que el caldo hierva. Después, corta el galangal en rodajas y las setas en juliana y agrégalos al caldo hirviendo junto con el zumo de lima, el sirope de agave y las hojas de lima kaffir. Cocina unos 20 o 25 minutos a fuego medio.

3 — Sirve el caldo en un bol y decóralo con hojas de cilantro fresco y lima.

RAINBOW TIPS

No cambies los ingredientes si quieres una sopa con el sabor original, ya que son sabores muy característicos. Puedes comprar los ingredientes en tiendas especializadas de alimentación asiática.

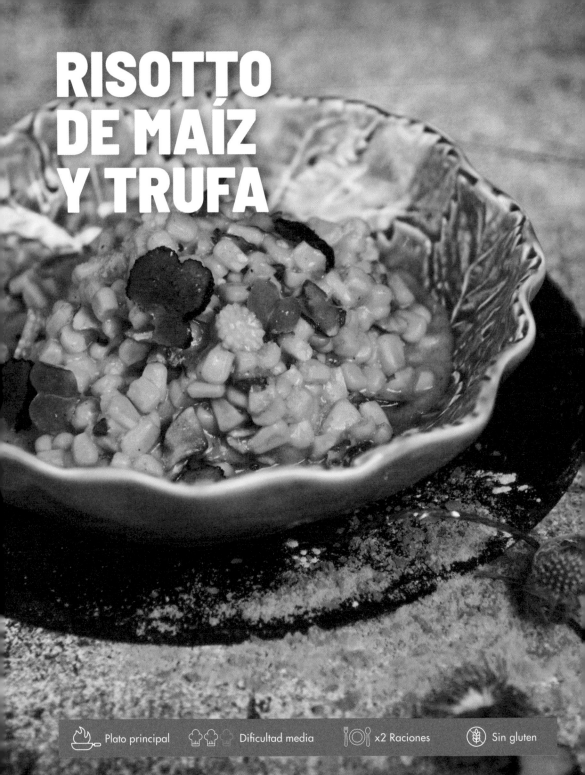

RISOTTO DE MAÍZ Y TRUFA

Plato principal   Dificultad media   x2 Raciones   Sin gluten

Si has llegado hasta esta receta, ya sabes cuánto me gusta cambiar la pasta y el arroz por verduras. Este delicioso risotto es, una vez más, muestra de ello. Con el maíz podemos encontrar el sabor más tradicional de este plato italiano, pero de una forma mucho más ligera.

INGREDIENTES

300 g de maíz dulce
150 g de setas Portobello
70 g de queso vegano
1 cucharada de levadura
  nutricional
trufa
AOVE

Para la bechamel
250 ml de leche de soja
12 g de almidón de maíz
12 g de margarina
nuez moscada
sal y pimienta

RAINBOW TIPS

Puedes terminar el plato añadiendo unos brotes verdes y unas cucharadas de aceite de trufa. Coloca hojas verdes en el centro para finalizar, que siempre «levantan» el plato. Puedes buscar micromezclum, germinados o utilizar hojas de zanahoria, apio o remolacha.

ELABORACIÓN

1 — Prepara en primer lugar la bechamel. En una olla a fuego bajo, funde la margarina con una parte de la leche de soja, con el resto disuelve el almidón de maíz; agrégala lentamente removiendo con varillas para evitar que se formen grumos. Una vez que hayas añadido toda la leche, sazona con nuez moscada y salpimienta al gusto. Deja evaporar unos minutos, removiendo ocasionalmente hasta obtener una consistencia cremosa, y reserva.

2 — Corta las setas en láminas y saltéalas en una sartén a fuego medio con aceite. Una vez listas, baja el fuego, agrega la bechamel y deja reducir. Transcurridos unos minutos, incorpora el maíz, el queso vegano y la levadura nutricional. Remueve hasta que los ingredientes queden bien fusionados.

3 — Para emplatar, coloca el risotto en un plato hondo y ralla o lamina la trufa por encima. Puedes terminar el plato añadiendo unos brotes verdes y unas cucharadas de aceite de trufa.

CRACKERS DE SEMILLAS Y LINO

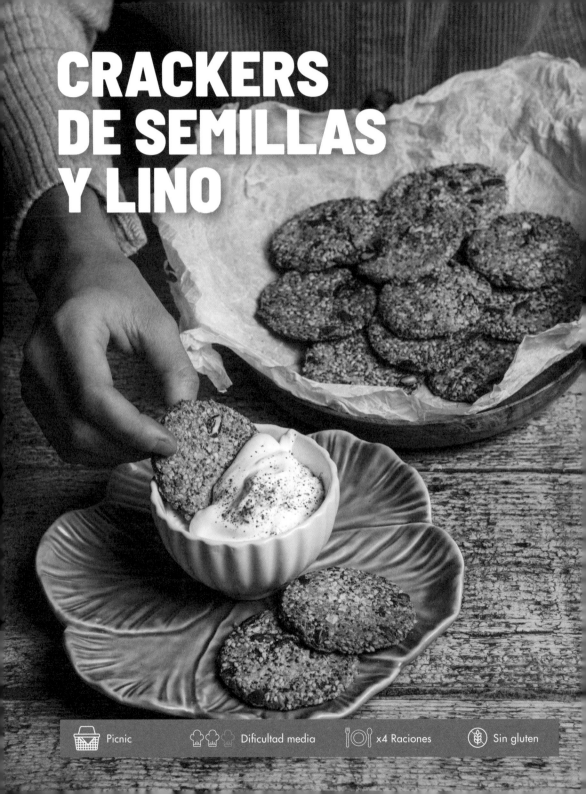

Picnic   Dificultad media   x4 Raciones   Sin gluten

Muchas veces, cuando hablo de alternativas, no es porque la opción más básica o tradicional sea menos saludable, sino porque la nueva versión puede incluir alimentos esenciales y un aporte de nutrientes mucho más amplio. Así, estas tostaditas son una apetitosa alternativa al pan.

INGREDIENTES

90 g de lino molido
45 g de semillas de calabaza
45 g de sésamo
45 g de chía
agua
1 cucharadita de sal
escamas de sal

ELABORACIÓN

1 — Mezcla el lino con 90 ml de agua y deja reposar durante 10 minutos. Si no cuentas con lino molido, procesa semillas de lino en una batidora. Una vez transcurrido el tiempo de reposo, agrega a la mezcla las semillas de calabaza junto con 45 ml de agua y la sal, amasa hasta que todo quede bien mezclado y deja reposar 10 minutos. Debe quedar un bollo con la consistencia de una masa de pan.

2 — A continuación, amasa con la ayuda de un rodillo hasta lograr una lámina de unos milímetros de espesor. Para que este paso sea más sencillo, coloca papel de horno por debajo y por encima de la masa. Cuando tengas la masa estirada del grosor deseado, humedécela con agua y la ayuda de un pincel. Puedes darle la forma que desees con un molde o simplemente marcarla con cuchillo antes de colocarla al horno. Hornea 15 minutos a 180 °C.

RAINBOW TIPS

Para darle un toque especial, espolvorea sal en escamas antes de hornear. Guarda los crackers en una bolsa y tenlos siempre a mano como aperitivo o para acompañar tus platos.

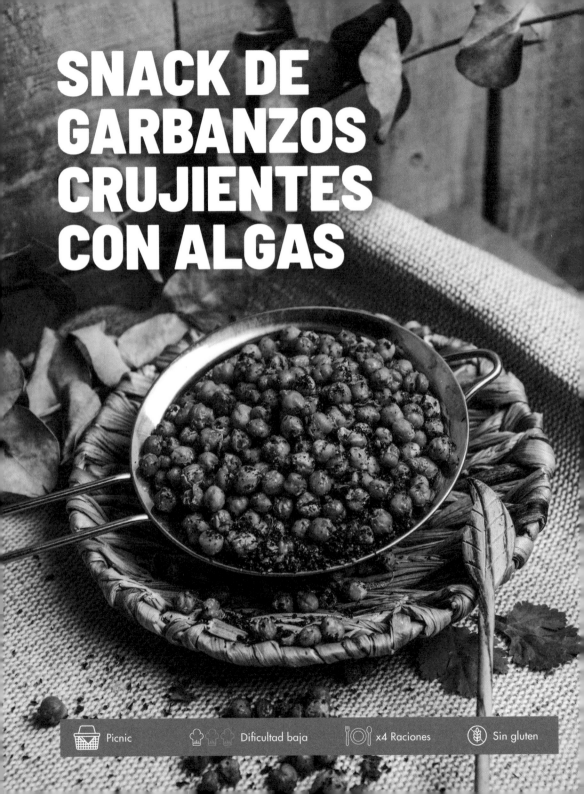

SNACK DE GARBANZOS CRUJIENTES CON ALGAS

Picnic | Dificultad baja | x4 Raciones | Sin gluten

Palomitas, frutos secos, patatas chips… y ahora ¡garbanzos! Serán los nuevos favoritos para las tardes de cine y Netflix en el sofá. Además, las algas aportan hierro, calcio y vitamina B. La definición perfecta de snack saludable.

INGREDIENTES

240 g de garbanzos cocidos
2 cucharaditas de tamari
2 cucharaditas de cebolla
  molida
10 g de alga wakame
  deshidratada
AOVE
sal y pimienta

ELABORACIÓN

1 — Tritura el alga con mortero o batidora hasta que quede en polvo. Limpia y escurre bien los garbanzos, colócalos en una fuente de horno y rocía con un par de cucharadas de aceite y el tamari. Espolvorea la cebolla molida y el alga, y remueve hasta que los garbanzos queden bien sazonados. Salpimienta al gusto. Colócalos en el horno previamente precalentado a 180 °C durante 30 minutos.

2 — Una vez hayan transcurrido los primeros 15 minutos de horneado, retira la bandeja del horno y mueve los garbanzos para que su cocción sea pareja. Vuelve a colocar la bandeja en el horno otros 15 minutos. Este paso es importante. Cuando se hayan enfriado, conserva los garbanzos en un recipiente hermético a temperatura ambiente.

RAINBOW TIPS

Si quieres darle un toque de color divertido, añade una cucharadita muy pequeña de espirulina azul al espolvorear los condimentos. También es un alga, y los garbanzos quedarán de color azulado.

BROWNIE DE SUPERCHULO

 Postre Dificultad media x6 Raciones Sin gluten

No podía dejar de compartir la receta estrella de Superchulo: nuestro brownie vegano y sin gluten. Un *must* de nuestra carta y el favorito de los clientes. Ahora puedes convertirte en un chef superchulo y prepararlo en casa para tus familiares y amigos.

INGREDIENTES

350 g de azúcar moreno
310 g de margarina
310 g de chocolate negro
310 g de harina de trigo sarraceno
260 ml de leche de soja
125 g de nueces
60 g de levadura
1 cucharadita sal

ELABORACIÓN

1 — Funde la margarina en una olla y añade la leche de soja, calienta la mezcla a fuego medio sin dejar que hierva. Con el fuego aún encendido, agrega el azúcar y remueve hasta su disolución. Apaga el fuego e incorpora el chocolate negro troceado, combina con varillas hasta que el chocolate se haya fundido por completo.

2 — Por otro lado, corta las nueces a cuchillo, colócalas en un recipiente grande y agrega primero la mezcla de chocolate y seguido la harina junto con la levadura. Remueve constantemente mientras agregas los ingredientes, así evitarás que se formen grumos. Continúa removiendo hasta obtener una mezcla homogénea.

3 — Vierte la mezcla en una bandeja con papel de horno y hornea a 180 °C durante 25 minutos, con el horno previamente calentado. Trascurrido el tiempo de cocción, retira del horno y deja enfriar a temperatura ambiente antes de cortar, de lo contrario el brownie podría quebrarse.

RAINBOW TIPS

Para emplatar, acompaña el brownie con helado de chocolate o vainilla, chocolate fundido y los frutos secos que más te gusten.

VIOLETA
ESPIRITUALIDAD

- Crema de coliflor morada
- Paté de aceitunas negras y algas
- Ramen con berenjena marinada
- Canelones de lombarda al horno
- Sándwich con pastrami de remolacha
- Hielos decorativos de lavanda

El último color del arcoíris, el chacra de la espiritualidad, la conexión con lo genuino y uno de mis capítulos favoritos, donde te traigo recetas del más allá para meditar en la cocina.

Berenjena, lavanda, aceitunas, remolacha, lombarda, coliflor morada.

CREMA DE COLIFLOR MORADA

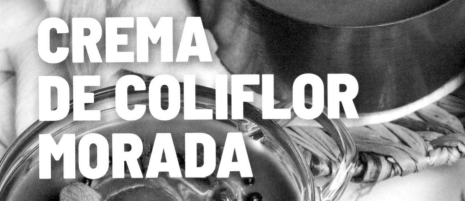

 Plato de cuchara Dificultad media x2 Raciones Sin gluten

PATÉ DE ACEITUNAS NEGRAS Y ALGAS

 Picnic Dificultad baja x1 Raciones Sin gluten

¡A todo color! Hay personas que son aprensivas a comer alimentos de colores diferentes. Sin embargo, a mí me divierte y me encanta, sobre todo si es 100 % natural. Como el morado de esta deliciosa crema de coliflor.

INGREDIENTES

1 l de agua
400 g de coliflor morada
200 g de patata
200 g de lombarda morada
½ cebolla morada
3 cucharadas de AOVE
1 cucharadita de pimentón ahumado
sal

ELABORACIÓN

1 — Sofríe la cebolla picada en trozos en una olla a fuego medio con aceite, pimentón y sal. Cuando hayan pasado unos minutos, agrega la patata cortada en dados, la lombarda picada y la coliflor morada en trozos. Sofríe 5 minutos. Si notas que le falta líquido, puedes agregar un par de cucharadas de agua y seguir sofriendo.

2 — Una vez que la cebolla esté pochada y el resto de las verduras marcadas, vierte el agua. Cuando hierva, baja el fuego y deja cocinar 40 minutos aproximadamente.

3 — Asegúrate de que al bajar el fuego el caldo siga hirviendo suavemente. Transcurrido el tiempo de cocción, tritura las verduras junto con el caldo en una batidora y sazona al gusto.

Tradicionalmente, el tapenade se elabora con anchoas. A continuación, comparto contigo cómo veganizar la receta sin perder el sabor a mar gracias a las algas.

INGREDIENTES

240 g de aceitunas sin hueso
10 g de algas wakame deshidratadas
½ diente de ajo
3 cucharadas de AOVE
1 cucharadita de romero seco
sal

ELABORACIÓN

1 — En un robot de cocina o trituradora, procesa el alga deshidratada a máxima potencia hasta obtener un polvo. Agrega el ajo, quitándole el centro para eliminar el amargor, y tritura junto con el polvo de alga. A continuación, añade las aceitunas, el aceite, el romero y la sal. Procesa en la batidora hasta obtener una mezcla homogénea, sin llegar a que quede como puré.

2 — Sírvela en un bote de cristal con tapa y guárdala en la nevera para acompañar, por ejemplo, crudités o tus crackers favoritos.

RAMEN DE BERENJENA MARINADA

 Plato de cuchara 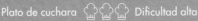 Dificultad alta x2 Raciones

¿Algún fan del ramen por aquí? Es uno de esos platos que me dan antojo de vez en cuando, y sin duda esta versión con berenjena marinada es una de mis recetas favoritas para hacer en casa.

INGREDIENTES

130 g de tallarines para ramen
1 berenjena
10 setas shiitake
cacahuete tostado
aceite de sésamo
hojas de cilantro

Para el caldo

1 l de caldo de verduras
100 ml de leche de soja
2 cucharaditas de pasta de miso blanco
2 cucharaditas de tamari
2 cucharaditas de crema de cacahuete disuelto

Para el marinado

50 ml de agua
1 cucharada de pasta de miso blanco
1 cucharada de pasta de mirin
1 cucharada de tamari
1 cucharada de sirope de agave

ELABORACIÓN

1 — Elabora el caldo en primer lugar. Pon a hervir la leche de soja con el caldo de verduras. Por otro lado, en un vaso con dos cucharadas de agua hirviendo disuelve el miso blanco, el tamari y la crema de cacahuetes. Agrega la mezcla a la base de caldo de verduras y cocina 15 minutos a fuego medio.

2 — Mientras el caldo se reduce, pica la berenjena en dados y colócala en una sartén con una cucharada de aceite de sésamo y dos cucharadas de agua y deja reducir 5 minutos a fuego medio.

3 — Para el marinado, en un bol dispón 50 ml de agua hirviendo junto con el miso blanco, la pasta de mirin, el tamari y el sirope de agave. Mezcla bien y agrega el marinado a la berenjena. Cocina a fuego lento 15 o 20 minutos hasta que reduzca. Apaga el fuego y deja reposar. Por último, corta las setas en juliana y séllalas un par de minutos en la sartén.

4 — ¡Ya está todo listo para emplatar! En un bol o un cuenco hondo, coloca la berenjena como base, vierte el caldo de verduras, incorpora los tallarines de ramen previamente cocidos en agua y las setas a un lado. Decora el plato con cacahuete tostado y hojas de cilantro.

RAINBOW TIPS

Puedes guardar la berenjena que sobre en un táper y utilizar con un salteado al wok, combinada con verduras o como entrante en una cena especial. Tiene un sabor superoriginal que a todo el mundo le encantará.

CANELONES DE LOMBARDA AL HORNO

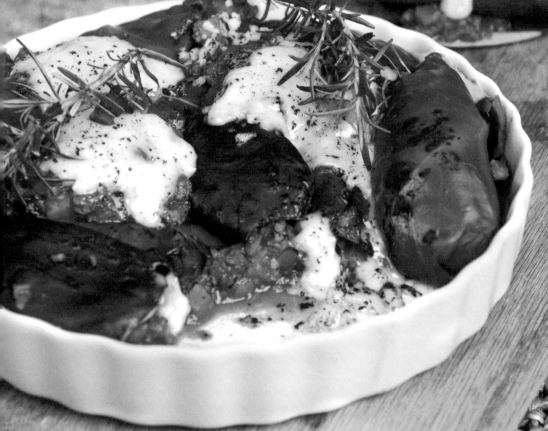

 Plato principal   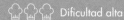 Dificultad alta   x4 Raciones   Sin gluten

Otra forma de incorporar una verdura que normalmente no sé cómo comer: en forma de envoltorio o canelón, como propongo en esta deliciosa receta al horno. La lombarda mantiene la textura y consistencia, pero reduce mucho su característico sabor, que se ve eclipsado por nuestra famosa y riquísima boloñesa. ¡Te encantará!

INGREDIENTES

1 lombarda
queso vegano rallado
una pizca de sal

Para el relleno
440 g de pulpa de tomate
220 g de cebolla blanca
170 g de zanahoria
90 g de pimiento rojo
90 g de pimiento verde
90 g de soja texturizada
30 g de apio
2 dientes de ajo
AOVE
comino
sal

ELABORACIÓN

1 — Comienza con la elaboración del relleno. Para ello pica todos los vegetales en brunoise y póchalos a fuego medio en una olla con aceite. Agrega la sal y el comino al gusto. Continúa añadiendo la pulpa de tomate y deja cocinar 20 minutos removiendo ocasionalmente.

2 — Entretanto, pon a hidratar la soja texturizada en un bol con agua templada. Cuando se haya hidratado, escurre la soja e incorpórala a la olla, baja el fuego y cocina hasta que la salsa adquiera una consistencia similar a una boloñesa. Ajusta la sal y las especias a tu gusto.

3 — Mientras dejas reducir el relleno, pon agua a hervir en una olla grande. Corta las hojas de lombarda desde el tallo teniendo cuidado de que no se rompan. Deben quedar lo más enteras posibles, necesitarás 16 unidades aproximadamente. Coloca las hojas en el agua hirviendo con una pizca de sal y cocínalas 10 minutos. Deben quedar manejables sin llegar a ser blandas.

4 — Para armar los rollitos, coloca una cucharada colmada de relleno en el centro de la hoja de lombarda, darle forma de canelón, luego dobla los bordes inferior y superior y, por último, los laterales. Pincha el rollito con la ayuda un palillo y coloca uno a continuación de otro de forma compacta en una fuente. Una vez dispuestos todos los rollitos en la fuente, quita los palillos, agrega aceite y lleva al horno precalentado durante 15 minutos a 180 °C. Pasado el tiempo, retira la bandeja del horno y cubre los rollitos con suficiente queso vegano, vuelve a hornear en modo grill a máxima potencia 10 minutos.

RAINBOW TIPS

Corta un poco el tronco de las hojas de lombarda para que todas tengan el mismo tamaño y estéticamente el plato lucirá mejor.

SÁNDWICH CON PASTRAMI DE REMOLACHA

 Desayuno   Dificultad media   x2 Raciones

Muchos adobos vegetales y condimentos son los grandes responsables de dar sabor a ingredientes cárnicos como el chorizo, la morcilla o, como te muestro en esta receta, al pastrami. Lo importante es conseguir que a nivel visual tenga un efecto similar y, sobre todo, que la textura sea parecida. A continuación, te dejo una deliciosa forma de cocinar este famoso sándwich.

INGREDIENTES

1 remolacha grande
pan con semillas
20 g de rúcula
pepinillo encurtido en lochas
mayonesa vegana
mostaza
AOVE

Para el adobo

100 ml de agua
1 cucharadita de pimienta negra
1 diente de ajo
1 cucharadita de cilantro
1 cucharadita pimentón rojo
   ahumado
2 hojas de laurel
sal

ELABORACIÓN

1 — Filetea con mandolina una remolacha hervida en láminas finas y resérvalas en un bol hondo.

2 — Para preparar el adobo, machaca todas las especias y el ajo picado en un mortero. Añade el agua hirviendo, remueve y agrega la mezcla a los filetes de remolacha. Deja reposar en la nevera 1 hora. A continuación, marca la remolacha en una sartén con aceite a fuego fuerte.

3 — Para montar el sándwich, tuesta las rebanadas de pan y, en el siguiente orden, coloca mostaza en una de las rebanadas y rúcula, tres o cuatro láminas de remolacha, el pepinillo encurtido y mayonesa vegana en la base del otro pan. Tapa, córtalo por la mitad y ¡ya está listo!

RAINBOW TIPS

Para crear un emplatado más dinámico y Superchulo, monta varios panes uno encima de otro, simulando una torre con la ayuda de palillos. Termina con germinados o brotes verdes en la cima y sorprende con esta torre de sándwiches al más puro estilo estadounidense.

HIELOS DECORATIVOS DE LAVANDA

 Picnic   Dificultad baja   x2 Raciones   Sin gluten

Nada más superchulo que el uso de las flores en nuestros platos, ¡y también en nuestras bebidas! Tus invitados alucinarán con estos hielos, que te servirán para saborizar el agua o crear limonada de lavanda.

INGREDIENTES

200 ml de zumo de limón
la ralladura de 1 lima
arándanos
flores de lavanda
agua

ELABORACIÓN

1 — Ralla la cáscara de la lima sobre la cubitera y añade el zumo de limón hasta completar la mitad del cubo. Corta la flor de lavanda, coloca un trozo en cada cubo y agrega arándanos, enteros o partidos, de forma aleatoria.

2 — Completa con agua hasta llegar al borde de la cubitera. Ponlos a congelar ¡y listo! Ya tienes tus hielos superchulos para aportar color a tus bebidas.

RAINBOW TIPS

Para hacer limonada de lavanda, vierte en una jarra los hielos. Añade rodajas de limón, unos trocitos de jengibre, hojas de menta y una cucharada de sirope de agave. Rellena con limón exprimido y agua. Disfruta de esta refrescante y preciosa bebida con un estilo Superchulo.